Ginecologia
Oncológica
Câncer do Colo do Útero

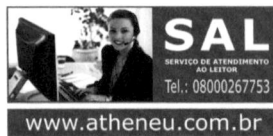

Ginecologia Oncológica
Câncer do Colo do Útero

Editores

Andréia Cristina de Melo
Gustavo Guitmann

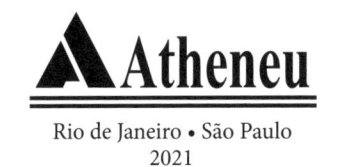

Rio de Janeiro • São Paulo
2021

EDITORA ATHENEU

São Paulo	—	Rua Avanhandava, 126 – 8º andar
		Tel.: (11)2858-8750
		E-mail: atheneu@atheneu.com.br
Rio de Janeiro	—	Rua Bambina, 74
		Tel.: (21)3094-1295
		E-mail: atheneu@atheneu.com.br

CAPA: Equipe Atheneu
PRODUÇÃO EDITORIAL/DIAGRAMAÇÃO: Villa d'Artes

CIP-BRASIL. CATALOGAÇÃO NA PUBLICAÇÃO
SINDICATO NACIONAL DOS EDITORES DE LIVROS, RJ

G411

Ginecologia oncológica : câncer do colo do útero / editores Andréia Cristina de Melo, Gustavo Guitmann. - 1. ed. - Rio de Janeiro : Atheneu, 2021.

216 p. : il. ; 21 cm.

Inclui bibliografia e índice

ISBN 978-65-5586-212-6

1. Colo do útero - Câncer. 2. Colo do útero - Câncer - Prevenção. 3. Colo do útero - Câncer - Tratamento. I. Melo, Andréia Cristina de. II. Guitmann, Gustavo.

21-70425

CDD: 614.5999466
CDU: 618.14-006

Camila Donis Hartmann – Bibliotecária – CRB-7/6472
14/04/2021   14/04/2021

MELO, A.C.; GUITMANN, G.

Ginecologia Oncológica – Câncer do Colo do Útero

Sobre os editores

Andréia Cristina de Melo

Médica Oncologista. Doutora em Oncologia pelo Instituto Nacional de Câncer José Alencar Gomes da Silva (INCA). Chefe da Divisão de Pesquisa Clínica e Desenvolvimento Tecnológico do INCA. Diretora de Pesquisa do Grupo Brasileiro de Tumores Ginecológicos – EVA. Oncologista do Grupo Oncoclínicas.

Gustavo Guitmann

Coordenador do Departamento de Ginecologia Oncológica do Americas Medical City/RJ. Coordenador do Programa de Robótica em Ginecologia Oncológica (2012-2018). Cirurgião Oncológico do Departamento de Ginecologia Oncológica do Instituto Nacional de Câncer José Alencar Gomes da Silva (INCA). Diretor do Curso de Cirurgia Minimamente Invasiva em Ginecologia – IRCAD/RJ. *Full Member* da Society of Gynecologic Oncology (SGO). Membro Titular da Sociedade Brasileira de Cirurgia Oncológica (SBCO).

Sobre os colaboradores

Agnaldo Lopes da Silva Filho

Professor Titular de Ginecologia da Faculdade de Medicina da Universidade Federal de Minas Gerais (UFMG). Vice-Presidente da região Sudeste da Federação Brasileira das Associações de Ginecologia e Obstetrícia (Febrasgo).

Aline Lury Hada

Residência em Oncologia Clínica pelo Hospital Israelita Albert Einstein (HIAE).

Angélica Nogueira Rodrigues

Professora e Pesquisadora da Universidade Federal de Minas Gerais (UFMG). Orientadora de Pós-Graduação da Faculdade de Ciências Médicas de Minas Gerais (FCMMG). Fundadora do Grupo Brasileiro de Tumores Ginecológicos, Vice-Presidente (gestão 2021-2022). Diretora da Sociedade Brasileira de Oncologia Clínica (SBOC) e Coordenadora do Comitê de Ginecologia (gestão 2020-2021). Diretora Técnica, RT Grupo Dom Oncologia.

Audrey Tieko Tsunoda

MD, PhD. Cirurgiã Oncológica do Serviço de Ginecologia Oncológica do Hospital Erasto Gaertner, do Hospital Marcelino Champagnat e Hospital Israelita Albert Einstein. Professora da Universidade Positivo (UP). Diretora de Cursos em Ginecologia no IRCAD Latin America/Barretos.

Bruno Roberto Braga Azevedo

MD. Cirurgião Oncológico do Hospital São Vicente e do Instituto de Hematologia e Oncologia de Curitiba (IHOC).

Carla Rameri A. S. de Azevedo

Doutora em Oncologia pelo Instituto Nacional de Câncer José Alencar Gomes da Silva (INCA). Preceptora da Residência Médica do Instituto de Medicina Integral Prof. Fernando Figueira (IMIP). Membro da Sociedade Brasileira de Oncologia Clínica (SBOC). Oncologista Clínica na Multihemo/Oncoclínicas do Brasil – Recife-PE.

Donato Callegaro-Filho

Médico Oncologista Clínico, Titular do Centro de Oncologia do Hospital Israelita Albert Einstein (HIAE). Oncologista do Hospital Municipal Vila Santa Catarina. Doutor em Ciências da Saúde pela Universidade Federal de São Paulo (Unifesp).

Eduardo Paulino

Residência Médica em Oncologia Clínica no Instituto Nacional de Câncer José Alencar Gomes da Silva (INCA). *Research Fellow* no Massachusetts General Hospital – Harvard Medical School.

Fernando Cotait Maluf

Diretor Associado do Centro de Oncologia da Beneficência Portuguesa de São Paulo. Membro do Comitê Gestor do Centro de Oncologia do Hospital Israelita Albert Einstein (HIAE). Professor Livre-Docente da Faculdade de Ciências Médicas da Santa Casa de São Paulo (FCMSCSP).

Flávia de Miranda Corrêa

Pesquisadora da Divisão de Pesquisa Populacional. Coordenação de Pesquisa do Instituto Nacional de Câncer José Alencar Gomes da Silva (INCA). MBA em Economia e Avaliação de Tecnologias em Saúde pelo Hospital Alemão Oswaldo Cruz (HAOC) e Fundação Instituto de Pesquisas Econômicas (FIPE). Mestre e Doutor em Saúde da Criança e da Mulher pelo Instituto Nacional de Saúde da Mulher, da Criança e do Adolescente Fernandes Figueira (IFF) da Fundação Oswaldo Cruz (Fiocruz). Graduada em Medicina pela Universidade Federal do Rio de Janeiro (UFRJ). Residência Médica em Ginecologia e Obstetrícia pela UFRJ.

Gabriel Oliveira Bernardes Gil

Mestre em Oncologia. Membro Titular da Sociedade Brasileira de Radioterapia (SBRT). Coordenador do Serviço de Radioterapia da Rede Mater Dei de Saúde. Doutorando do Programa de Pós-Graduação em Ginecologia, Obstetrícia e Mastologia da Universidade Estadual Paulista – Unesp.

Glauco Baiocchi Neto

Mestre e Doutor em Oncologia pela Faculdade de Medicina da Universidade de São Paulo (USP). Diretor do Departamento de Ginecologia Oncológica do AC Camargo Cancer Center. Orientador do Programa de Pós-Graduação da Fundação Antônio Prudente.

Gustavo Guitmann

Coordenador do Departamento Ginecologia Oncológica do Americas Medical City/RJ. Coordenador do Programa de Robótica em Ginecologia Oncológica (2012-2018). Cirurgião Oncológico do Departamento de Ginecologia Oncológica do Instituto Nacional de Câncer José Alencar Gomes da Silva (INCA). Diretor do Curso de Cirurgia Minimamente Invasiva em Ginecologia – IRCAD/RJ. *Full Member* da Society of Gynecologic Oncology (SGO). Membro Titular da Sociedade Brasileira de Cirurgia Oncológica (SBCO).

Henrique Mantoan

Mestre em Oncologia pela Fundação Antônio Prudente. Médico Titular do Departamento de Ginecologia Oncológica do AC Camargo Cancer Center.

José Augusto Bellotti

Cirurgião do Serviço de Ginecologia Oncológica do Instituto Nacional de Câncer José Alencar Gomes da Silva (INCA). Professor da disciplina de Ginecologia pela Universidade Federal do Estado do Rio de Janeiro (UNIRio). Mestre em Cirurgia Minimamente Invasiva pela UNIRio.

José Clemente Linhares

MD, MSc. Cirurgião Oncológico e Chefe do Serviço de Ginecologia Oncológica do Hospital Erasto Gaertner e do Instituto de Oncologia do Paraná (IOP).

Júlia Alencar Leite

Cirurgiã Oncológica formada pelo Instituto Nacional de Câncer José Alencar Gomes da Silva (INCA). Membro da Sociedade Brasileira de Cirurgia Oncológica (SBCO). Cirurgiã Coordenadora do Grupo de Câncer Ginecológico do Centro Médico São Vicente (Oncologia D'Or).

Juliana K. Helito

Médica Rádio-Oncologista, Titular do Centro de Oncologia do Hospital Israelita Albert Einstein (HIAE).

Luiza Maciel

Cirurgiã Oncologista do Instituto Nacional de Câncer José Alencar Gomes da Silva (INCA). Especialista em Tumores Ginecológicos.

Marcelo de Andrade Vieira

Coordenador do Departamento de Ginecologia Oncológica do Hospital de Amor – Barretos-SP. Doutorando em Oncologia pelo Hospital de Amor – Barretos-SP. Mestre em Oncologia pelo Hospital de Amor – Barretos-SP. Titular da Sociedade Brasileira de Cirurgia Oncológica (SBCO). Membro da Society of Gynecologic Oncology (SGO).

Márcio Lemberg Reisner

Médico Rádio-Oncologista do Américas Centro de Oncologia Integrada. Doutor em Medicina pela Universidade Federal do Rio de Janeiro (UFRJ). Membro da Sociedade Brasileira de Radioterapia (SBRT) e da Targeting Cancer Care (Astro).

Maria Del Pilar Estevez Diz

Especialista em Cancerologia pela Sociedade Brasileira de Cancerologia (SBC). Doutora em Oncologia pela Faculdade de Medicina da Universidade de São Paulo (FMUSP). Coordenadora Médica da Oncologia do Instituto do Câncer do Estado de São Paulo (ICESP). Oncologista Clínica da Rede D'Or.

Mila Pontremoli Salcedo

Professora-Associada do Departamento de Ginecologia e Obstetrícia da Universidade Federal de Ciências da Saúde de Porto Alegre (UFCSPA). Mestre e Doutora pela UFCSPA. Chefe do Serviço de Ginecologia da Irmandade Santa Casa de Misericórdia de Porto Alegre (ISCMPA). *Visiting Assistant Professor* da The University of Texas/MD Anderson Cancer Center – Houston/Texas. Comissão Nacional de Especialidade Patologia do Trato Genital Inferior da Federação Brasileira das Associações de Ginecologia e Obstetrícia (Febrasgo).

Mileide Maria de Assunção Sousa

Oncologista Ginecologista pelo Hospital de Amor – Barretos-SP. Ginecologista e Obstetra pela Universidade Federal de Uberlândia (UFU). Responsável pelo Departamento de Oncologia Ginecológica do Hospital Municipal Dr. Odelmo Leão Carneiro – Uberlândia-MG. Oncologista Ginecológica do Corpo Clínico do Centro Oncológico do Triângulo (Grupo Oncoclínicas) – Uberlândia-MG.

Paulo Mora

MD, MPH. Oncologista Clínico do Americas Oncologia. Oncologista Clínico do Instituto Nacional de Câncer José Alencar Gomes da Silva (INCA). Mestre em Epidemiologia pela Universidade Federal do Rio de Janeiro (UFRJ). Doutorando em Ciências Médicas pela Universidade Federal Fluminense (UFF). Coordenador de Oncologia Ginecológica do Americas Oncologia.

Rachele Grazziotin

Médica Rádio-Oncologista do Instituto Nacional de Câncer José Alencar Gomes da Silva (INCA). Doutoranda em Oncologia no Programa de Carcinogênese Molecular do INCA.

Renato Mazon Lima Verde Leal

Médico formado pela Universidade Federal do Ceará (UFC). Cirurgião Geral formado pelo Hospital Geral de Fortaleza – CE. Cirurgião Oncológico Formado pelo AC Camargo Cancer Center. Especialista em Cirurgia Oncológica pela Sociedade Brasileira de Cancerologia (SBC). Mestre pelo Departamento de Cirurgia da UFC. Cirurgião Oncológico Concursado do Departamento de Oncologia da UFC.

Renato Moretti Marques

Especialista em Ginecologia Oncológica e Cirurgia Ginecológica pela Escola Paulista de Medicina da Universidade Federal de São Paulo (EPM--Unifesp). Especialista em Ginecologia e Obstetrícia pela Federação Brasileira das Associações de Ginecologia e Obstetrícia (Febrasgo). Doutor em Ginecologia Oncológica pela EPM-Unifesp. Pós-Doutorado pelo Departamento de Ginecologia da EPM-Unifesp.

Ricardo dos Reis

Titular do Departamento de Ginecologia Oncológica do Hospital de Amor de Barretos. Pesquisador do Conselho Nacional de Desenvolvimento Científico e Tecnológico (CNPQ). Research Monitor da Universidade do Texas – MD Anderson Cancer Center.

Rosielly Melo Tavares

Oncologista do Grupo DOM Oncologia.

Sergio Lago

Residência Médica em Oncologia no Istituto Nazionale di Tumori (INT) – Milão-Itália. Especialista em Cancerologia pela Associação Médica Brasileira (AMB). Oncologista Clínico pela Sociedade Brasileira de Oncologia Clínica (SBOC). Ex-Presidente da Sociedade de Cancerologia do Rio Grande do Sul (SOCAN).

Suzana Arenhart Pessini

Ginecologista Oncológica. Mestre e Doutora pela Universidade Federal de Ciências da Saúde de Porto Alegre (UFCSPA). Professora Adjunta da Universidade Federal do Rio Grande do Sul (Famed/UFRGS).

Vanessa da Costa Miranda

Médica Oncologista pelo Instituto do Câncer do Estado de São Paulo (ICESP). Doutora pelo Instituto do Câncer do Estado de São Paulo, Universidade de São Paulo (ICESP-FMUSP).

Warne Pedro de Andrade

Médico Oncologista pelo Núcleo de Hematologia e Oncologia – Grupo Oncoclínicas. Mestre em Ginecologia e Mastologia pela Universidade do Estado de São Paulo (Unesp). Doutorando em Ginecologia e Mastologia pela Unesp.

Dedicatória

Este livro é dedicado às pacientes, famílias e equipes multiprofissionais que se devotam ao cuidado dos tumores ginecológicos.

Agradecimentos

Aos amigos que dedicaram o seu valioso tempo na elaboração dos capítulos deste volume; sem eles, esta obra não seria possível.

Ao talento da equipe editorial da Atheneu, que ajudou a transformar nossos textos neste lindo livro.

Em especial, às nossas famílias e aos nossos pacientes, que sempre nos encorajaram a novos desafios e estiveram ao nosso lado.

Andréia Cristina de Melo

Gustavo Guitmann

Ao Dr. Carlos Gil Ferreira, que sempre foi o meu grande incentivador.

Andréia Cristina de Melo

Aos nossos mentores, em especial, ao meu pai, Dr. Carlos Guitmann (*in memoriam*), por me mostrar a arte da cirurgia oncológica, e ao Dr. Luiz Figueiredo Mathias (*in memoriam*), por revelar a especialidade em que iria dedicar a minha carreira, a Ginecologia Oncológica.

Gustavo Guitmann

Preface

The subspecialty of Gynecologic Oncology was conceived in 1968 in the United States when a few fellows of the American College of Obstetrics and Gynecology decided that there was a need for the creation of a new society dedicated to gynecologic malignancies. The objectives of the society were to develop the skills and knowledge related to gynecologic cancers, to guide the development of the subspecialty and promote proper training and certification of doctors specialized in the care of women with gynecologic malignancies. Another important objective was the promotion of research, education and practice of this group of disease. Women with gynecologic malignancies had been haphazardly managed by General Obstetricians and Gynecologists and General Surgeons with no dedicated research or training efforts in these complex malignancies. In January 1970, the first Annual Meeting of the Society of Gynecologic Oncology was held and the first written and oral certification examinations were given in 1974.

Gynecologic Oncology is now a well-organized subspecialty in the United States with thousands of physicians from multiple specialties and allied professionals being members of the SGO. There are over 60 dedicated and fully accredited fellowship training programs in the US. The Gynecologic Oncology Group (GOG) was also founded in 1970 as a US National Cancer Institute funded research group dedicated to high level research for the prevention and treatment of all gynecologic cancers. This has led to significant improvements in the detection as well as the surgical and medical therapies for gynecologic cancers with significant improvements in overall survival and quality-of life for all. It is critical to have colleagues who are dedicated solely to research and care of gynecologic cancers from all disciplines. While this has happened in the US, it has not happened in the remainder of the world until recently.

It is with great pride and honor that I have been able to witness the emerging consolidation and organization of the subspecialty of Gynecologic Oncology around the world by amazing doctors, medical professionals, and researchers who are dedicated to improving the care of women with gynecologic malignancies. One of the most rewarding aspects of my career to date has been the friendships and relationships that I have been fortunate to build with colleagues around the world. It is also a great honor to have been asked to write the preface for such an amazing book. This book is the result of years of relentless work by dedicated doctors in Brazil solely dedicated to improving the care of women with gynecologic cancers. They have also dedicated themselves to the education of other colleagues in Brazil. I am also proud that I can call these amazing doctors my friends.

There are established guidelines and "standards" of care in the US. However, the burden, epidemiology and incidence of gynecologic malignancies is not the same in all parts of the globe. Methodologies used for prevention and screening that are used in the US do not always work in other parts of the world. The available surgical and medical technologies in the US are not so readily available everywhere. The costs and resources to provide care are also very different among countries. A book like this one is essential. It employs knowledge and research from the United States and other countries and puts it into the context of the Brazilian medical and societal ecosystem. The authors of each chapter are brilliant physicians and researchers who have dedicated their careers to advancing care of women with gynecologic malignancies in Brazil. They are better suited than a US physician like myself to educate other physicians in Brazil as they truly understand the environment they work within.

Cervical cancer is a much greater burden in Brazil as compared to the US. The Brazilian colleagues are more expert in this disease than many in the US because of the greater prevalence of patients with cervical cancer in Brazil. I have learned a tremendous amount from my colleagues in Brazil about cervical cancer. This is truly an exceptional book covering the many controversies in the care of cervical cancer. It is an invaluable resource for any Brazilian physician who cares for women with cervical cancer. It would also be an excellent resource if translated into English. Fortunately, I can read Portuguese and the chapters are all outstanding.

Finally, I not only feel a strong professional connection to my colleagues in Brazil but also a strong personal connection. My parents are Portuguese immigrants and my father first immigrated to Brazil for many years prior to coming to the US. A large part of my family lives in Brazil. It has been such a pleasure to have gotten to know and work with so many of the truly amazing physicians in Brazil some of whom are authors in this book. They also are like family to me. It is truly amazing to have witnessed the development of the specialty of Gynecologic Oncology led by such dedicated and caring doctors. This dedication has led to the creation of the Grupo Brasileiro de Tumores Ginecológicos – the "Brazilian Gynecologic Oncology Group". I look forward to the bright future of Gynecologic Oncology in Brazil.

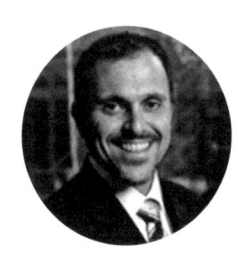

Mario M. Leitão Jr.
MD, FACOG, FACS

Prefácio

A subespecialidade de Oncologia Ginecológica foi concebida em 1968 nos Estados Unidos, quando alguns bolsistas do *American College of Obstetrics and Gynecology* perceberam que havia a necessidade da criação de uma nova sociedade dedicada às neoplasias malignas ginecológicas. O objetivo da sociedade era desenvolver as habilidades e os conhecimentos relacionados com os cânceres ginecológicos, para orientar o desenvolvimento da subespecialidade e promover treinamento adequado e certificação de médicos especializados no atendimento de mulheres com neoplasias ginecológicas. Outro objetivo importante foi a promoção da pesquisa, educação e prática desse grupo de doenças. Mulheres com neoplasias ginecológicas foram tratadas de maneira aleatória por obstetras-gerais, ginecologistas e cirurgiões-gerais, sem nenhuma pesquisa dedicada ou esforços de treinamento nessas neoplasias complexas. Em janeiro de 1970, foi realizada a primeira reunião anual da *Society of Gynecologic Oncology* (SGO) e os primeiros exames escritos e orais de certificação foram realizados em 1974.

Hoje, a Oncologia Ginecológica é uma subespecialidade bem organizada nos Estados Unidos, e milhares de médicos de várias especialidades e profissionais associados são membros da SGO. Há mais de 60 programas de treinamento de bolsas de estudo dedicados e totalmente acreditados nos Estados Unidos. O Grupo de Oncologia Ginecológica (*Gynecologic Oncology Group* – GOG) também foi fundado em 1970 como um grupo de pesquisa financiado pelo Instituto Nacional do Câncer dos EUA, dedicado à pesquisa de alto nível para a prevenção e o tratamento de todos os cânceres ginecológicos. Isso levou a melhorias significativas na detecção, bem como nas terapias cirúrgicas e clínicas para cânceres ginecológicos, com elevações significativas na sobrevida geral e qualidade de vida para todos. É fundamental ter colegas de todas as disciplinas que se dediquem exclusivamente à pesquisa e ao tratamento de cânceres ginecológicos. Embora isso tenha acontecido nos Estados Unidos, até recentemente não ocorreu no restante do mundo.

Com grande orgulho e honra, pude testemunhar o surgimento da consolidação e organização da subespecialidade da Oncologia Ginecológica em todo o mundo por médicos, profissionais da área médica e pesquisadores incríveis que se dedicam a melhorar o atendimento de mulheres com neoplasias malignas ginecológicas. Um dos aspectos mais gratificantes da minha carreira até agora foram as amizades e os relacionamentos que tive a sorte de construir com colegas do mundo inteiro. Também é uma grande honra ter sido convidado para escrever o prefácio de um livro tão incrível. Este livro é o resultado de anos de trabalho incansável de médicos dedicados no Brasil, exclusivamente voltados para a melhoria do atendimento de mulheres com câncer ginecológico. Eles também se dedicaram à educação de outros colegas no Brasil. Também estou orgulhoso de poder chamar esses médicos incríveis de meus amigos.

Existem diretrizes e "padrões" de atendimento estabelecidos nos Estados Unidos. No entanto, a carga, a epidemiologia e a incidência de neoplasias malignas ginecológicas não são as mesmas em todas as partes do globo. Metodologias utilizadas para prevenção e triagem que são adotadas nos Estados Unidos nem sempre funcionam em outras partes do mundo. As tecnologias cirúrgicas e clínicas disponíveis nos Estados Unidos não estão tão disponíveis em todos os lugares. Os custos e recursos para fornecer cuidados também são muito diferentes entre os países. Um livro como este é essencial. Ele emprega conhecimento e pesquisa dos Estados Unidos e de outros países e os coloca no contexto do ecossistema médico e social brasileiro. Os autores de cada capítulo são médicos e pesquisadores brilhantes, que têm dedicado as suas carreiras a promover o progresso do cuidado das mulheres com neoplasias malignas ginecológicas no Brasil. Eles são mais adequados do que um médico americano como eu para educar outros médicos no Brasil, pois eles realmente compreendem o ambiente em que trabalham.

O câncer de colo de útero é uma carga muito maior no Brasil em comparação com os Estados Unidos. Os colegas brasileiros são mais especialistas nessa doença do que muitos nos Estados Unidos, em decorrência da maior prevalência de pacientes com câncer cervical no Brasil. Aprendi muito com os meus colegas no Brasil sobre o câncer de colo de útero. Este é realmente um livro excepcional, que aborda as muitas controvérsias no tratamento do câncer cervical. É um recurso inestimável para todo médico brasileiro que trata mulheres com câncer cervical. Também seria um excelente recurso se traduzido para o inglês. Felizmente, consigo ler em português e todos os capítulos são excelentes.

Por fim, não apenas sinto uma forte conexão profissional com os meus colegas no Brasil, mas também um forte vínculo pessoal. Meus pais são imigrantes portugueses e o meu pai imigrou para o Brasil muitos anos antes de vir para os Estados Unidos. Grande parte da minha família mora no Brasil. Foi um enorme prazer conhecer e trabalhar com tantos médicos verdadeiramente incríveis no Brasil, alguns dos quais autores deste livro. Eles também são como uma família para mim. Foi realmente fantástico ter testemunhado o desenvolvimento da especialidade de Oncologia Ginecológica liderada por médicos tão dedicados e cuidadosos. Essa dedicação levou à criação do Grupo Brasileiro de Tumores – o *Brazilian Gynecologic Oncology Group*. Estou ansioso para ver o futuro brilhante da Oncologia Ginecológica no Brasil.

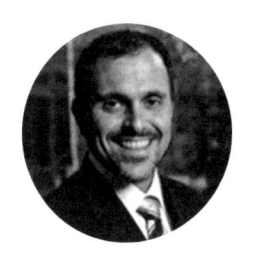

Mario M. Leitão Jr.
MD, FACOG, FACS

Apresentação

Hoje, as nações desenvolvidas abraçaram esforços globais para erradicar as disparidades de saúde e talvez o maior desafio da Ginecologia Oncológica seja a falta de infraestrutura para a prevenção, rastreamento, diagnóstico precoce e tratamento do câncer do colo do útero em países com poucos recursos, resultando na morte de centenas de milhares de mulheres anualmente, muitas das quais poderiam ser evitadas.

Este livro oferece temas que versam a respeito de desafios e controvérsias no manejo global da doença.

Convidamos especialistas brasileiros totalmente dedicados ao tratamento dos tumores ginecológicos como autores de capítulos para fornecer ao leitor suas perspectivas no manejo do câncer do colo de útero com base nas melhores evidências científicas.

Desejamos a todos uma prazerosa leitura.

Os Editores

Sumário

Parte 3
Estágio Avançado

Parte 4

Situações Especiais

Parte 1

Prevenção e Estadiamento

1

Capítulo

Vacinação contra HPV

Flávia de Miranda Corrêa

É notório que o câncer do colo do útero representa grande problema e desafio na área da saúde da mulher, impondo constantes ações voltadas para o controle da doença. Esse câncer é o quarto mais comum em mulheres no mundo, acometendo, em 2012, aproximadamente 528 mil novos casos, ocasionando 266 mil mortes.[1] No Brasil, desconsiderando-se os tumores de pele não melanoma, o câncer do colo uterino é o terceiro câncer mais incidente em mulheres. Eram esperados 16.370 novos casos para 2018, com risco estimado de 15,43 casos a cada 100 mil mulheres.[2] Em 2015, foi a terceira causa de morte por câncer em mulheres no país, ocorrendo 5.727 óbitos, com taxa de mortalidade de 5,13 por 100 mil mulheres.[3,4]

Nos últimos 30 anos, a pesquisa sobre a prevenção do câncer do colo do útero vem progredindo em ritmo vertiginoso. A evolução do conhecimento científico referente à história natural desse câncer, com a identificação do papel protagonista da infecção persistente por tipos oncogênicos de papilomavírus humano (HPV) como causa necessária para a progressão às lesões precursoras, revolucionou a estratégia convencional de prevenção.[5] A apropriação do conhecimento sobre a carcinogênese no colo uterino possibilitou embasar o desenvolvimento de novas frentes, com base em técnicas de biologia molecular, culminando na elaboração de vacinas profiláticas contra os tipos virais oncogênicos mais prevalentes.[6]

Três vacinas contra o HPV estão atualmente aprovadas e comercializadas: as vacinas quadrivalente; bivalente; e nonavalente, licenciadas pela primeira vez em 2006, 2007 e 2014, respectivamente. Todas as vacinas utilizam tecnologia de DNA recombinante, sendo preparadas a partir da proteína estrutural do capsídeo viral L1 purificada, formando partículas semelhantes a vírus (VLP) tipo-específicas, não contendo produtos biológicos vivos ou DNA viral.[7]

A primeira geração de vacinas contra HPV (quadrivalente e bivalente) protege contra os dois tipos oncogênicos mais frequentes, os HPV 16 e 18, responsáveis por aproximadamente 70% dos casos de câncer do colo do útero mundialmente, com variações geográficas.[8] Contudo, existem evidências sugestivas de que essas vacinas podem conferir proteção cruzada contra outros tipos virais não vacinais, ocasionada pela similaridade genética observada entre alguns tipos. Foi demonstrado efeito protetor contra desfechos relacionados ao HPV 31, 33 e 45, presentes em 13% dos casos de câncer do colo uterino. Entretanto, existem questionamentos sobre a duração desse efeito e o eventual impacto da proteção cruzada no nível populacional.[9] Adicionalmente, a vacina quadrivalente confere proteção contra os tipos 6 e 11, não oncogênicos, responsáveis por cerca de 90% dos casos de condilomatose anogenital.[10]

O advento de uma vacina de 2ª geração (nonavalente), contendo os sete tipos de HPV oncogênicos mais frequentes (HPV 16, 18, 31, 33, 45, 52 e 58), além dos tipos não oncogênicos HPV 6 e 11, projeta proteção contra aproximadamente 90% dos cânceres do colo do útero no mundo.[11] A eventual proteção cruzada contra tipos de HPV não vacinais conferida pela vacina nonavalente ainda não é conhecida.

Uma metanálise publicada recentemente, que agregou dados de 25 ensaios clínicos randomizados (ECR), demonstrou que há evidências de alta certeza de que as vacinas quadrivalente e bivalente protegem contra as lesões precursoras do câncer do colo uterino (neoplasia intraepitelial cervical graus 2 e 3 – NIC2 e NIC3) em adolescentes e mulheres jovens entre 15 e 26 anos.[12] O efeito é maior em pessoas negativas para HPV 16/18 ou qualquer HPV de alto risco antes da vacinação, ou seja, antes da primeira exposição à infecção pelo HPV, cujo *proxi* aceitável é o início da atividade sexual. Por consequência, crianças e adolescentes jovens que ainda não se tornaram sexualmente ativos constituem a principal população-alvo para as vacinas contra HPV, pois os indivíduos apresentam alto risco de adquirir a infecção pelo vírus logo após o início da atividade sexual. Porém, em consonância com as Diretrizes de 2006 da Organização Mundial da Saúde (OMS), as autoridades regulatórias concordaram que não era viável a realização de ensaios clínicos de eficácia na infância e no início da adolescência, em virtude das limitações éticas inerentes à coleta de amostras e realização de exames nessa população sob baixo risco de exposição ao HPV.[13] Portanto, o licenciamento para a vacinação de crianças e adolescentes entre 9 e 15 anos foi baseada em ensaios de ponte imunológica que demonstraram, nesse grupo, respostas imunes sorológicas contra os tipos de HPV contidos nas vacinas não inferiores às respostas imunes induzidas em indivíduos entre 16 e 26 anos.[14]

Há evidências de certeza moderada de que as vacinas de 1ª geração reduzem neoplasia intraepitelial cervical grau 2 ou lesões mais graves (NIC2+) em mulheres com mais de 26 anos negativas para HPV 16/18, todavia não há evidência de efeito protetor independentemente do *status* de HPV.[12] Em decorrência da possibilidade de ausência ou de menor eficácia, a decisão sobre a vacinação após o início da atividade sexual deve ser individualizada, levando em conta a relação custo-benefício e as expectativas pessoais das mulheres.

Existem evidências fracas de que as vacinas quadrivalente e bivalente reduzem a incidência de doença relacionada ao HPV em mulheres já tratadas para lesões precursoras.[15-17]

A eficácia da vacina nonavalente para prevenção de desfechos relacionados aos tipos de HPV 6, 11, 16 e 18 teve como base a demonstração de não inferioridade imunogênica em comparação à vacina quadrivalente.[18,19] A eficácia profilática contra desfechos causados pelos tipos de HPV 31, 33, 45, 52 e 58 foi demonstrada diretamente em adolescentes e mulheres de 16 a 26 anos[18] e, indiretamente, com base na demonstração de não inferioridade imunogênica, em meninas e adolescentes de 9 a 15 anos.[20] A eficácia da vacina nonavalente não foi avaliada em mulheres com mais de 26 anos.

Evidências atuais sugerem que as três vacinas contra o HPV licenciadas têm eficácia relativamente semelhante na prevenção do câncer do colo do útero.[7] Até o momento, as vacinas quadrivalente, bivalente e nonavalente demonstraram eficácia sustentada por 10, 8,4 a 9,4 e 5,6 anos, respectivamente.[21-23]

As vacinas são bem toleradas. A maioria dos eventos adversos (EA) ocorre no local da injeção, sendo os mais comuns dor, eritema e edema, de intensidade leve ou moderada. Os EA sistêmicos mais comuns são pirexia, cefaleia, vertigem, mialgia, artralgia e sintomas gastrointestinais (náusea, vômito e dor abdominal), de intensidade leve ou moderada.[7]

A metanálise sintetizando dados de 25 ECR investigando as vacinas quadrivalente e bivalente não encontrou aumento do risco de EA graves. Embora o número de mortes tenha sido baixo, ocorreram mais mortes entre as mulheres com mais de 25 anos que receberam as vacinas. As mortes relatadas nos estudos foram consideradas como não relacionadas às vacinas.[12]

Para a vacina nonavalente, a frequência de EA graves também é baixa. A análise combinada de sete ECR de fase III demonstrou que descontinuações e EA graves relacionados à vacina ocorreram em 0,1% e < 0,1% dos participantes, respectivamente. Sete mortes foram relatadas, nenhuma considerada relacionada à vacina.[24]

O Comitê Consultivo Global para Segurança de Vacinas (GACVS), da OMS, revisa regularmente as evidências sobre a segurança das três vacinas contra HPV. O Comitê analisa os dados de vigilância pós-licenciamento dos países que introduziram a vacinação e dos fabricantes e em sete ocasiões até hoje, mais recentemente em junho de 2017, publicamente declarou a segurança e o benefício contínuos das vacinas.[25]

Está bem estabelecido que indivíduos imunocomprometidos apresentam risco aumentado para desenvolver doenças relacionadas ao HPV. As vacinas contra o vírus são seguras e imunogênicas em pessoas imunocomprometidas e, assim sendo, altamente recomendáveis nesse grupo de risco.[26,27]

As vacinas contra HPV foram originalmente licenciadas e comercializadas adotando-se um esquema com três doses. No entanto, o esquema com duas doses foi posteriormente aprovado para todas as vacinas com base na demonstração de não inferioridade da resposta imunológica em comparação a mulheres adultas jovens, nas quais a eficácia foi comprovada.[28-30] Uma revisão sistemática da literatura publicada recentemente sintetizou as evidências sobre a efetividade das vacinas quadrivalente e bivalente em relação ao número de doses utilizando dados de estudos pós-licenciamento, concluindo que a maioria dos estudos relatou maior efetividade com três doses, mas alguns não encontraram diferença estatisticamente significativa entre duas e três doses.[31]

Resumindo, para a prevenção do câncer do colo do útero, a população-alvo primária recomendada pela OMS para a vacinação contra HPV é composta por meninas de 9 a 14 anos, sendo indicado o esquema com duas doses, com intervalo de pelo menos 6 meses entre as doses.

Não há intervalo máximo recomendado entre as doses, contudo um intervalo não superior a 12 a 15 meses é sugerido para completar o esquema oportunamente e antes do início da atividade sexual. Se o intervalo entre as doses for menor do que 5 meses, deve ser administrada uma terceira dose pelo menos 6 meses após a primeira dose. As estratégias de vacinação devem inicialmente priorizar atingir alta cobertura na população prioritária. A vacinação de populações-alvo secundárias, como mulheres com mais de 15 anos ou homens, é recomendada apenas se acessível, custo-efetiva, viável e não desviar recursos destinados à vacinação da população-alvo primária ou a programas eficazes de rastreamento. Nas populações-alvo secundárias e nos grupos de risco, é recomendado o esquema com três doses; com a segunda dose, 1 ou 2 meses após a primeira; e a terceira dose, 6 meses após a primeira. Dados limitados estão disponíveis sobre imunogenicidade, eficácia ou segurança das vacinas contra HPV quando usadas de forma intercambiável. Entretanto, se a vacina utilizada anteriormente for desconhecida ou não estiver disponível, qualquer uma das vacinas contra HPV pode ser administrada para completar o esquema recomendado.[7]

A OMS reitera a recomendação de que as vacinas contra HPV sejam incluídas nos programas nacionais de imunização.[7] Até julho de 2017, 82 países implementaram a vacinação contra HPV em programas nacionais.[32] No Brasil, a vacina quadrivalente foi incorporada, em 2014, ao calendário do Programa Nacional de Imunizações (PNI).

O impacto da vacinação na redução da incidência e mortalidade por câncer do colo do útero, objetivo primordial da prevenção, apenas poderá ser significativo se garantidas as condições ideais de cobertura populacional.[33] O desafio é alcançar uma alta cobertura global, contornando barreiras ao acesso às vacinas e à adesão da população. O Plano de Ação Global para Vacinas estabeleceu uma meta de cobertura de imunização de 90% para todos os antígenos, incluindo o HPV.[34] Entre os países para os quais há dados disponíveis, 25% atingiram cobertura de 80% ou mais e apenas 10% relataram cobertura de 90% ou mais.[32]

No cenário de alta cobertura da população-alvo primária, os programas de rastreamento do câncer do colo do útero sofrerão um grande impacto, pois, em razão do declínio da prevalência de lesões pré-malignas, é esperada uma diminuição no valor preditivo positivo (VPP) dos testes de rastreio, ou seja, haverá um declínio na probabilidade de que, frente a um teste positivo, uma mulher verdadeiramente tenha a doença.

No entanto, em virtude da subjetividade inerente ao método, o exame citopatológico poderá adicionalmente experimentar mudanças qualitativas, comprometendo a acurácia diagnóstica. A sensibilidade poderá diminuir em virtude da redução da atenção dos examinadores, ocasionada pelo aumento na proporção de esfregaços negativos. Concomitantemente, também poderá ocorrer um declínio na especificidade, caso os examinadores atribuam maior importância a atipias reativas e inflamatórias nos esfregaços por receio de não diagnosticar uma anormalidade relevante. Assim sendo, na era pós-vacinação, é prevista uma mudança gradual na tecnologia utilizada para o rastreamento, com substituição da citologia pelos testes de detecção de HPV. Até o momento, nenhum país propôs recomendações condicionadas ao *status* de vacinação para o rastreamento.[35]

Referências bibliográficas

1. Ferlay J, et al. GLOBOCAN 2012 v1.0, Cancer incidence and mortality Worldwide: IARC CancerBase No. 11 [Internet]. Lyon, France: International Agency for Research on Cancer; 2013. Disponível em: http://globocan.iarc.fr. Acesso em: 6 maio 2018.

2. Instituto Nacional de Câncer José Alencar Gomes da Silva. Estimativa 2018: incidência de câncer no Brasil. Rio de Janeiro: INCA; 2017.

3. BRASIL. Ministério da Saúde. Departamento de Informática do SUS. Sistema de informações sobre mortalidade. Brasília; 2018. Disponível em: http://www.datasus.gov.br. Acesso em: 6 maio 2018.

4. Instituto Nacional de Câncer José Alencar Gomes da Silva. Atlas on-line da mortalidade. Rio de Janeiro; 2018. Disponível em: https://mortalidade.inca.gov.br/MortalidadeWeb/. Acesso em: 6 maio 2018.

5. Schiffman M, Wentzensen N. Human papillomavirus infection and the multistage carcinogenesis of cervical cancer. Cancer Epidemiol Biomarkers Prev, v. 22, n. 4, p. 553-560; 2013.

6. Zur Hausen H. Papillomaviruses and cancer: from basic studies to clinical application. Nat Rev Cancer, v. 2, n. 5, p. 342-350, 2002.

7. WHO 2017a: World Health Organization. Human papillomavirus vaccines: WHO Position Paper, May 2017. Wkly Epidemiol Rec, v. 92, n. 19, p. 241-268, 2017.

8. Bruni L, et al. ICO/IARC Information Centre on HPV and Cancer (HPV Information Centre). Human papillomavirus and related diseases in the world. Summary Report 27 July 2017. Disponível em: http://www.hpvcentre.net/statistics/reports/XWX.pdf. Acesso em: 6 maio 2018.

9. Malagón T, et al. Cross-protective efficacy of two human papillomavirus vaccines: a systematic review and meta-analysis. Lancet Infect Dis, v. 12, n. 10, p.781-789, 2012.

10. Sturegard E, et al. Human papillomavirus typing in reporting condyloma. Sex Transm Dis, v. 40, p. 123-129, 2013.

11. Serrano B, et al. Human papillomavirus genotype attribution for HPVs 6,11,16,18,31,33,45,52 and 58 in female anogenital lesions. Eur J Cancer, v. 51, n. 13, p. 1732-1741, 2015.

12. Arbyn M, et al. Prophylactic vaccination against human papillomaviruses to prevent cervical cancer and its precursors. Cochrane Database Syst Rev, n. 5, CD009069, 2018.

13. World Health Organization. Guidelines to Assure the Quality, Safety e Efficacy of Recombinant Human Papillomavirus Virus-like Particle Vaccines. Geneva: WHO Press; 2006.

14. Schiller JT, Castellsagué X, Garland SM. A review of clinical trials of human papillomavirus prophylactic vaccines. Vaccine, v. 30, n. 5, p. 123-138; 2012.

15. Joura EA, et al. FUTURE I and II Study Group. Effect of the human papillomavirus (HPV) quadrivalent vaccine in a subgroup of women with cervical and vulvar disease: retrospective pooled analysis of trial data. BMJ, 344, e1401; 2012.

16. Kang WD, Choi HS, Kim SM. Is vaccination with quadrivalent HPV vaccine after loop electrosurgical excision procedure effective in preventing recurrence in patients with high-grade cervical intraepithelial neoplasia (CIN2-3)? Gynecol Oncol, v. 130, n. 2, p. 264-268; 2013.

17. Garland SM, et al. Prior human papillomavirus-16/18 AS04-adjuvanted vaccination prevents recurrent high grade cervical intraepithelial neoplasia after definitive surgical therapy: post-hoc analysis from a randomized controlled trial. Int J Cancer, v. 139, n. 12, p. 2812-2826; 2016.

18. Joura EA, et al. A 9-valent HPV vaccine against infection and intraepithelial neoplasia in women. N Engl J Med, v. 372, n. 8, p. 711-723; 2015.

19. Vesikari T, et al. A randomized, double-blind, phase III study of the immunogenicity and safety of a 9-valent human papillomavirus L1 virus-like particle vaccine (v503) versus Gardasil® in 9-15-year-old girls. Pediatr Infect Dis J, v. 34, n. 9, p. 992-998; 2015.

20. Van Damme P, et al. Immunogenicity and safety of a 9-valent HPV vaccine. Pediatrics, v. 136, n. 1, p. e28-39; 2015.

21. Das R. Effectiveness, immunogenicity, and safety of Gardasil™ in pre-adolescents and adolescents – 10 years of follow-up. EUROGIN 2016. Disponível em: http://eurogin.com/2016/images/doc/eurogin-2016-abstracts-part-2.pdf. Acesso em: 12 maio 2018.

22. Naud PS, et al. Sustained efficacy, immunogenicity, and safety of the HPV-16/18 AS04-adjuvanted vaccine. Hum Vaccin Immunother, v. 10, n. 8, p. 2147-2162; 2014.

23. European Medicines Agency. Gardasil 9: Summary of product characteristics. Disponível em: http://www.ema.europa.eu/docs/en_GB/document_library/EPAR_-_Product_Information/human/003852/WC500189111.pdf. Acesso em: 12 maio 2018.

24. Moreira Jr ED. et al. Safety profile of the 9-valent HPV vaccine: a combined analysis of 7 phase III clinical trials. Pediatrics, v. 138, n. 2, e20154387; 2016.

25. WHO 2017b: World Health Organization. Meeting of the global advisory committee on vaccine safety, 7-8 June 2017. Wkly Epidemiol Rec, v. 92, n. 28, p. 393-404; 2017.

26. Garland SM, et al. HPV vaccination of immunocompromised hosts. Papillomavirus Res, v. 4, p. 35-38; 2017.

27. Liu G, et al. HIV-positive women have higher risk of human papilloma virus infection, precancerous lesions, and cervical cancer. AIDS, v. 32, n. 6, p. 795-808; 2018.

28. Romanowski B, et al. Immunogenicity and safety of the HPV-16/18 AS04-adjuvanted vaccine administered as a 2-dose schedule compared with the licensed 3-dose schedule: results from a randomized study. Hum Vaccin, v. 7, n. 12, p. 1374-1386; 2011.

29. Dobson SR, et al. Immunogenicity of 2 doses of HPV vaccine in younger adolescents vs 3 doses in young women: a randomized clinical trial. JAMA, v. 309, n. 17, 1793-1802; 2013.

30. Iversen OE, et al. Immunogenicity of the 9-valent HPV vaccine using 2-dose regimens in girls and boys vs a 3-dose regimen in women. JAMA, v. 316, n. 22, p. 2411-2421; 2016.

31. Markowitz LE, et al. Human papillomavirus vaccine effectiveness by number of doses: systematic review of data from national immunization programs. Vaccine, pii: S0264-410X(18)30117-8; 2018.

32. Brotherton JML, Bloem PN. Population-based HPV vaccination programmes are safe and effective: 2017 update and the impetus for achieving better global coverage. Best Pract Res Clin Obstet Gynaecol, v. 47, p. 42-58; 2018.

33. Schiffman M, Wacholder S. Success of HPV vaccination is now a matter of coverage. Lancet Oncol, v. 13, n. 1, p. 10-12; 2012.

34. World Health Organization. Global vaccine action plan. 2011. Disponível em: http://www.who.int/immunization/global_vaccine_action_plan/GVAP_doc_2011_2020/en/. Acesso em: 16 maio 2018.

35. El-Zein M, Richardson L, Franco EL. Cervical cancer screening of HPV vaccinated populations: cytology, molecular testing, both or none. J Clin Virol, v. 76, n. 1, p. S62-S68; 2016.

2

Capítulo

Estadiamento do Câncer do Colo do Útero

Eduardo Paulino

O estadiamento do câncer do colo do útero (CCU) tem como base na classificação da Federação Internacional de Ginecologia e Obstetrícia (FIGO), que teve sua última atualização em 2018[1-3] (Tabela 2.1). Nessa atualização, observamos uma grande evolução comparado a versão de 2009: exames de imagem e patológicos foram adicionados ao estadiamento. Até 2018, CCU era o único tumor ginecológico que utiliza um sistema de estadiamento clínico e, por isso menos, acurado, que o sistema do American Joint Committee on Cancer (AJCC – atualizado em 2017)[4]. O sistema da FIGO sempre foi amplamente utilizado pelo fato de a grande concentração de CCU ocorrer em países em desenvolvimento (onde o acesso a exames de imagem de alto custo é limitado) e por isso seria possível comparar os dados de maneira uniforme entre as regiões.

Tabela 2.1. Estadiamento FIGO 2018 do câncer do colo do útero.

Estádio FIGO 2018	Critério
I	Carcinoma confinado ao colo do útero (a extensão ao corpo deve ser desconsiderada)
IA	Carcinoma invasivo diagnosticado apenas por microscopia. Invasão estromal com profundidade máxima de 5 mm medidos da base do epitélio[a]
IA1	Invasão estromal de 3 mm ou menos
IA2	Invasão estromal maior do que 3 mm e não mais do que 5 mm
IB	Carcinoma invasivo maior do que 5 mm (maior do que IA); lesão limitada ao colo uterino com tamanho mensurado pelo diâmetro tumoral máximo[b]
IB1	Carcinoma invasivo > 5 mm de invasão estromal e menor ou igual a 2 cm na maior dimensão.

(continua)

Tabela 2.1. Estadiamento FIGO 2018 do câncer do colo do útero. *(continuação)*

Estádio FIGO 2018	Critério
IB2	Carcinoma invasivo > 2 cm e menor ou igual a 4 cm na maior dimensão
IB3	Carcinoma invasivo > 4 cm
II	Carcinoma de colo invadindo além do útero, mas não a parede pélvica ou o terço inferior da vagina
IIA	Envolvimento dos 2/3 superiores da vagina sem acometimento do paramétrio
IIA1	Carcinoma invasivo de 4 cm ou menos na maior dimensão
IIA2	Carcinoma invasivo maior do que 4 cm na maior dimensão
IIB	Carcinoma invasivo com extensão parametrial[b]
III	Carcinoma com extensão a parede pélvica* e/ou extensão ao terço inferior da vagina e/ou ocasionando hidronefrose ou rim não funcionante e/ou com envolvimento de linfonodos pélvicos ou paraórticos
IIIA	Tumor envolvendo o terço inferior da vagina, mas não estendendo-se à parede pélvica
IIIB	Tumor estendendo-se à parede pélvica e/ou ocasionando hidronefrose ou rim não funcionante
IIIC	Envolvimento de linfonodos pélvicos ou paraórticos (incluindo micrometástases)[c], independentemente do tamanho tumoral ou extensão (com os apontamentos r ou p)[d]
IIIC1	Acometimento de linfonodos pélvicos
IIIC2	Acometimento de linfonodos paraórticos
IV	O carcinoma se estendeu além da pelve verdadeira ou envolveu a mucosa de bexiga ou reto (com biopsia comprovando). Edema bolhoso não é suficiente para classificar como estágio IV
IVA	Tumor invadindo a mucosa da bexiga ou reto e/ou estendendo-se além da pelve verdadeira
IVB	Tumor com envolvimento de órgãos à distância

[a] Imagem e patologia podem ser usadas, quando disponíveis, para ajudar nos achados clínicos com relação ao tamanho tumoral e extensão, em todos os estágios. Os achados patológicos substituem os achados clínicos e por imagem;
[b] Invasão vascular, venosa ou linfática não altera a classificação. A extensão lateral da lesão não é mais considerada;
[c] Células tumorais isoladas não alteram o estágio, mas sua presença deve ser relatada; [d] Adicionar as letras r (radiológico) ou p (patológico) para indicar os achados que são usados para alocar o caso como estágio IIIC. Exemplo, se os exames de imagem indicarem metástase linfonodo pélvico, o estadiamento deve ser IIIC1; se for por achados patológicos, IIIC1p. Quando houver dúvida, deve ser atribuído o estadiamento inferior.
* A parede pélvica é definida como o músculo, fáscia, estruturas neurovasculares, e ossos da pelve. No exame retal, não há espaço livre entre o tumor e a parede pélvica).
Fonte: Elaborada pela autoria do capítulo.

Os exames anteriormente preconizados pela FIGO para o estadiamento incluíam: exame clínico pélvico (palpação e inspeção); colposcopia;

curetagem endocervical; histeroscopia; cistoscopia e proctoscopia (em casos de suspeição de invasão de bexiga e reto); além de pielografia intravenosa; ultrassonografia; radiografia de tórax e de esqueleto. Exames laboratoriais como hemograma completo, função renal e hepática devem ser solicitados, assim como se deve considerar as sorologias para sífilis e HIV[5]. Na sua atualização em 2018, exames de imagem como ressonância nuclear magnética (RNM), tomografia computadorizada (TC) e *TC* por emissão de *positrons* (PET-CT), e também os achados no estadiamento cirúrgico foram adotados pela FIGO. Assim o comprometimento linfonodal passa a ser incluído no estadiamento. Edema bolhoso vesical não permite a alocação para estágio IVA e toda paciente com suspeita de invasão de reto e bexiga necessita de biópsia para comprovar o acometimento tumoral.

O diagnóstico das lesões iniciais (FIGO IA) somente pode ser realizado após retirada e análise de toda a lesão no colo uterino com margens negativas (conização, traquelectomia ou histerectomia). Já para as lesões macroscópicas, exames de imagem são mandatórios para afastar hidronefrose e metástases à distância.

O sistema da FIGO anterior a 2018 tendia a subestimar o estadiamento real das pacientes. Em um estudo que avaliou, entre outras variáveis, a correlação clinicocirúrgico em mais de 13 mil pacientes, a correlação entre os achados clínicos e cirúrgicos foram de: 95% para estágio IA1; 82% IA2; 82% IB1; 61% IB2; 60% IIA; 59% IIB; 54% IIIA; 70% IIIB; 84% IVA; 77% IVB[6]. Sendo assim, era possível observar que para os estágios intermediários havia uma baixa correlação com os achados cirúrgicos. Em áreas onde o acesso aos exames de imagem não era considerado uma barreira, estes eram solicitados com intuito de melhor avaliar a extensão da doença e, assim, oferecer um tratamento mais adequado. Estes exames auxiliam na programação de um tratamento cirúrgico naquelas pacientes clinicamente iniciais (FIGO IA-IB1) e, nas pacientes com doença localmente avançada (FIGO IB2 a IVA), identificando linfonodos comprometidos que necessitam ser enquadrados nos campos de radioterapia, ou mesmo identificando doença metastástica mudando-se o tratamento para uma intenção paliativa.

Para avaliação da extensão local do tumor, a RNM tem sido considerada o exame de eleição. Em um estudo prospectivo realizado pelo Colégio Americano de Radiologia em conjunto com Gynecology Oncology Group (ACRIN 6651/GOG 183), 208 pacientes com intenção cirúrgica e estadiadas como FIGO ≥ IB1 (69% IB1 e 14% IB2) realizaram RNM e TC de pelve antes da cirurgia (histerectomia radical). O objetivo era comparar os exames de imagem e estadiamento clínico com os achados cirúrgicos[7]. A sensibilidade para detectar invasão parametrial (estagio ≥ IIB) para o estadiamento FIGO foi de 29%, TC de 42% e RNM de 53%, já a especificidade foi de 99%, 82% e 74% respectivamente. O valor preditivo positivo foi baixo para os exames de imagem (39% TC e 37% RNM) e alto para FIGO (91%). Já o valor preditivo negativo foi semelhante entre os métodos (84% TC e FIGO; 85% RNM). Os resultados encontrados pelo exame clínico foram considerados elevados quando comparados às séries históricas, e o estadiamento FIGO final pode ter sido influenciado pelos achados nas imagens uma vez que 85% das pacientes tiveram a submissão do estadiamento FIGO final após a realização das imagens[7]. Em uma outra análise do mesmo estudo publicada posteriormente, foi comparada a acurácia em se avaliar o tamanho do tumor, acometimento do estroma cervical e do corpo uterino. Todos os métodos superestimaram o tamanho tumoral, porém a correlação foi melhor com RNM (kappa 0,41, comparado a kappa 0,32 TC e 0,29 FIGO). A RNM também teve um desempenho melhor em avaliar a invasão de corpo uterino, porém todos os métodos não tiveram acurácia em determinar invasão do estroma cervical[8]. Uma revisão sistemática com 57 artigos avaliou a *performance* diagnóstica da TC e da RNM no estadiamento do CCU. Para invasão parametrial, a sensibilidade da RNM foi de 74% comparada a 55% para TC (p = 0,002), com especificidades semelhantes. Já para invasão de bexiga ou reto, a sensibilidade da RNM foi maior: de 75% e 71% comparado a 64% e 75% para TC respectivamente. A especificidade também foi melhor para RNM no diagnóstico de envolvimento vesical: 91% *versus* 73% para TC (p = 0,03). A especificidade para invasão do reto foi semelhante[9].

Metástase linfononal, juntamente com o volume tumoral e o estadiamento, é um dos mais importantes fatores prognósticos para sobrevida[10,11]. Pacientes com doença localmente avançada podem apresentar acometimento linfonodal para-aórtico de 10 a 25%[9,12]. Quando os linfonodos pélvicos estão comprometidos, automaticamente são tratados no campo de radioterapia pélvica. No entanto, é importante ter conhecimento do *status* dos linfonodos para-aórticos uma vez que, quando comprometidos, devem ser tratados com radioterapia de campo estendido.

O exame de imagem que melhor avalia o *status* linfonodal é o PET-CT. Em um estudo prospectivo, 560 pacientes com câncer do colo do útero I a IV foram estadiadas com PET-CT. Cerca de 34% dos pacientes apresentavam comprometimento linfonodal ao diagnóstico (47% pélvico, 17% para-aórtico e 6% supraclavicular). O comprometimento linfonodal foi mais frequente quanto maior o estadiamento FIGO e foi similar às coortes cirúrgicas históricas. Quando analisadas por estágio, as pacientes em FIGO IB2, IIB e IIIB apresentavam comprometimento pélvico de 51, 54 e 68%; para-aórtico de 9, 17 e 33%; e supraclavicular de 1, 4 e 11%. Pacientes com linfonodos comprometidos no PET-CT tiveram uma sobrevida câncer-específica pior do que aquelas com linfonodos não comprometidos, e o risco de recorrência aumentou quanto mais distante a cadeia linfonodal acometida: pélvica 2,40 (IC 95%, 1,63 a 3,52), para-aórtica 5,88 (IC 95%, 3,80 a 9,09), e supraclavicular 30,27 (IC 95% 16,56 a 55,34)[10]. Gouy *et al.*, em um artigo de revisão, demonstrou que o resultado falso-negativo na região para-aórtica foi de 12% com o PET-CT e, quando os linfonodos pélvicos estavam comprometidos, o falso-negativo na região para-aórtica subia para 22%. Neste artigo, os autores defendem o estadiamento cirúrgico da região para-aórtica quando o PET-CT for negativo e que seria desnecessário apenas quando ele não demonstrasse acometimento para-aórtico em virtude do alto valor preditivo positivo.

O padrão-ouro na avaliação do *status* linfonodal é o estadiamento cirúrgico, mas não está claro se este procedimento altera a sobrevida das pacientes. Lai *et al.* compararam, em um estudo prospectivo randomizado, o estadiamento cirúrgico para-aórtico *versus* o clínico. Sessenta e um pacientes foram incluídas e 25% apresentavam acometimento linfonodal no braço cirúrgico. O estudo foi finalizado antes do previsto em decorrência de uma inferior sobrevida para as pacientes estadiadas cirurgicamente[13]. Em outro estudo retrospectivo realizado pelo GOG, 353 pacientes com linfonodos negativos estadiadas cirurgicamente em dois estudos randomizados de adjuvância (GOG85 e GOG120) foram comparados a um estudo em que 159 pacientes apresentavam linfonodos para-aórticos negativos nos exames de imagem (estadiamento clínico). As pacientes estadiadas cirurgicamente apresentaram uma melhor sobrevida global (54,3 *versus* 40%, RR 1,60; IC 95%, 1,03 a 2,48; p = 0,038) e livre de progressão (48,9 *versus* 36,3%, RR 1,51; IC 95%, 0,99 a 2,31; p = 0,055) quando comparadas às estadiadas por exames de imagem[15]. O papel terapêutico do estadiamento linfonodal cirúrgico também foi sugerido em um estudo francês prospectivo multicêntrico não randomizado, em que as pacientes sem acometimento linfonodal para-aórtico no PET-CT foram estadiadas cirurgicamente, e 12% delas apresentavam metástase para-aórtica, sendo tratadas com quimiorradioterapia com campo estendido. Nesse estudo, as pacientes que apresentavam metástase linfonodal < 5 mm apresentaram sobrevida semelhante às pacientes sem metástase, sugerindo um papel terapêutico no estadiamento cirúrgico[16]. Para elucidar esta questão do estadiamento cirúrgico, dois estudos estão em andamento (o americano LILACS e o alemão UTERUS-11).

Em suma, tivemos uma grande melhoria no estadiamento da FIGO 2018 do CCU com a adição de exames de imagem e achados patológicos. Era o único tumor ginecológico até então estadiado clinicamente e, portanto, apresentava limitações. Se possível, exames de imagem devem ser solicitados para melhor avaliar a extensão local, acometimento linfonodal e à distância. Nesse contexto, a RNM e o PET-CT surgem como opções para melhor delinear o tratamento oncológico.

Referências bibliográficas

1. Bhatla N, Aoki D, Sharma DN, Sankaranarayanan R. Cancer of the cervix uteri. Int J Gynecol Obstet. 2018 Oct;143:22-36.

2. Bhatla N, Berek JS, Cuello Fredes M, Denny LA, Grenman S, Karunaratne K, et al. Revised FIGO staging for carcinoma of the cervix uteri. Int J Gynecol Obstet. 2019 Apr;145(1):129-35.

3. Corrigendum to "Revised FIGO staging for carcinoma of the cervix uteri" [Int J Gynecol Obstet 145(2019) 129-135]. Int J Gynecol Obstet. 2019 Nov;147(2):279-80.

4. Pecorelli S, Zigliani L, Odicino F. Revised FIGO staging for carcinoma of the cervix. Int J Gynaecol Obstet. 2009;105(2):107-8.

5. Wiebe E, Denny L, Thomas G. Cancer of the cervix uteri. Int J Gynaecol Obstet. 2012;119 Suppl 2:S100-9.

6. Quinn MA, Benedet JL, Odicino F, Maisonneuve P, Beller U, Creasman WT, et al. Carcinoma of the cervix uteri. FIGO 26th Annual Report on the Results of Treatment in Gynecological Cancer. Int J Gynaecol Obstet. 2006;95 Suppl 1:S43-103.

7. Hricak H, Gatsonis C, Chi DS, Amendola MA, Brandt K, Schwartz LH, et al. Role of imaging in pretreatment evaluation of early invasive cervical cancer: results of the intergroup study American College of Radiology Imaging Network 6651-Gynecologic Oncology Group 183. J Clin Oncol. 2005;23(36):9329-37.

8. Mitchell DG, Snyder B, Coakley F, Reinhold C, Thomas G, Amendola M, et al. Early invasive cervical cancer: tumor delineation by magnetic resonance imaging, computed tomography, and clinical examination, verified by pathologic results, in the ACRIN 6651/GOG 183 Intergroup Study. J Clin Oncol. 2006;24(36):5687-94.

9. Bipat S, Glas AS, van der Velden J, Zwinderman AH, Bossuyt PM, Stoker J. Computed tomography and magnetic resonance imaging in staging of uterine cervical carcinoma: a systematic review. Gynecol Oncol. 2003;91(1):59-66.

10. Kidd EA, Siegel BA, Dehdashti F, Rader JS, Mutch DG, Powell MA, et al. Lymph node staging by positron emission tomography in cervical cancer: relationship to prognosis. J Clin Oncol. 2010;28(12):2108-13.

11. Leblanc E, Narducci F, Frumovitz M, Lesoin A, Castelain B, Baranzelli MC, et al. Therapeutic value of pretherapeutic extraperitoneal laparoscopic staging of locally advanced cervical carcinoma. Gynecol Oncol. 2007;105(2):304-11.

12. Marnitz S, Martus P, Kohler C, Stromberger C, Asse E, Mallmann P, et al. Role of surgical versus clinical staging in chemoradiated FIGO stage IIB-IVA cervical cancer patients-acute toxicity and treatment quality of the uterus-11 multicenter phase III intergroup trial of the German Radiation Oncology Group and the Gynecologic Cancer Group. Int J Radiat Oncol Biol Phys. 2016;94(2):243-53.

13. Lai CH, Huang KG, Hong JH, Lee CL, Chou HH, Chang TC, et al. Randomized trial of surgical staging (extraperitoneal or laparoscopic) versus clinical staging in locally advanced cervical cancer. Gynecol Oncol. 2003;89(1):160-7.

14. Smits RM, Zusterzeel PL, Bekkers RL. Pretreatment retroperitoneal para-aortic lymph node staging in advanced cervical cancer: a review. Int J Gynecol Cancer. 2014;24(6):973-83.

15. Gold MA, Tian C, Whitney CW, Rose PG, Lanciano R. Surgical versus radiographic determination of para-aortic lymph node metastases before chemoradiation for locally advanced cervical carcinoma: a Gynecologic Oncology Group Study. Cancer. 2008;112(9):1954-63.

16. Gouy S, Morice P, Narducci F, Uzan C, Martinez A, Rey A, et al. Prospective multicenter study evaluating the survival of patients with locally advanced cervical cancer undergoing laparoscopic para-aortic lymphadenectomy before chemoradiotherapy in the era of positron emission tomography imaging. J Clin Oncol. 2013;31(24):3026-33.

Parte 2

Estágio Inicial

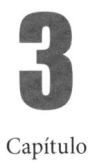

3

Capítulo

Less for More: Cirurgias menos Radicais com Menor Morbidade e Resultados Oncológicos Semelhantes no Câncer de Colo do Útero

Glauco Baiocchi Neto
Henrique Mantoan

Introdução

O tratamento do câncer do colo do útero em estádios iniciais (Ia2-Ib1) consiste classicamente na realização de histerectomia radical, com ressecção dos paramétrios lateralmente aos ureteres e associado à linfadenectomia pélvica sistemática, cirurgia esta descrita por Ernst Wertheim e Joe Vincent Meigs no início do século 19 (Figura 3.1).

Mesmo com a difusão e a padronização da técnica cirúrgica, assim como a evolução da cirurgia minimamente invasiva, o procedimento ainda está associado a complicações precoces e tardias como disfunção vesical, disfunção sexual (secura vaginal) e dismotilidade intestinal. A morbidade é causada principalmente pela manipulação e secção da

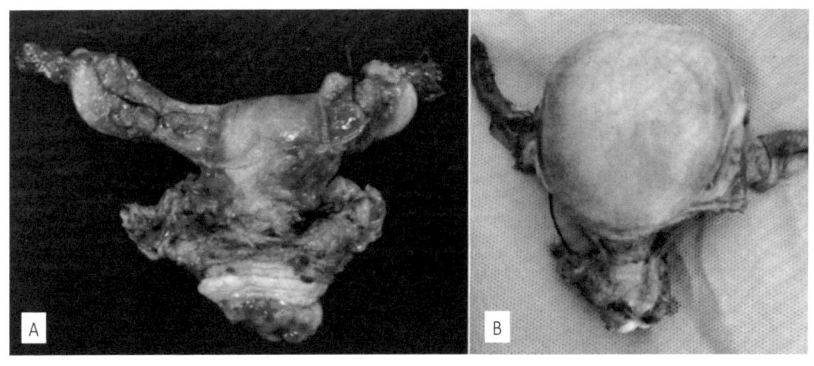

Figura 3.1. (A) Peça cirúrgica de histerectomia radical para câncer do colo do útero estádio Ib1. **(B)** Peça cirúrgica em que à direita foi realizada parametrectomia e à esquerda foi preservado o paramétrio.

Fonte: Acervo da autoria do capítulo.

inervação autonômica pélvica, impactando negativamente a qualidade de vida das pacientes.[1] Teoricamente, a preservação do plexo autonômico pode ser feita de duas maneiras. Primeiro, com a manutenção da radicalidade e ressecção do paramétrio, mas com o uso de técnica de preservação nervosa (*nerve-sparing*). Segundo, diminuição da radicalidade da cirurgia por meio da preservação do tecido paracervical (paramétrios).

A cirurgia preservadora de nervos consiste na dissecção e na preservação dos ramos vesicais do plexo autonômico pélvico e mostrou-se efetiva na diminuição da morbidade pós-operatória.[2] Contudo, tal técnica exige extenso treinamento da equipe cirúrgica, não sendo facilmente reprodutível em centros com recursos limitados.

A inclusão da parametrectomia na cirurgia do câncer do colo do útero se dá em razão da preocupação com sua invasão pelo tumor e da obtenção de margens livres. A invasão parametrial (IP) pode ocorrer de duas maneiras: extensão direta do tumor do colo do útero; ou metástases para linfonodos parametriais.

Portanto, há a necessidade de se avaliar o real papel da ressecção parametrial e sua extensão e ainda esclarecer os fatores de risco para extensão parametrial do tumor. Uma vez identificadas quais pacientes seriam de baixo risco para IP, cirurgias menos radicais e com menor morbidade poderiam ser aventadas.

Fatores de risco para invasão dos paramétrios

Em 1995, Kinney *et al.*[3] analisaram 387 pacientes com carcinoma epidermoide do colo, e nenhum caso (21,4%) com fatores favoráveis, incluindo tamanho ≤ 2 cm e ausência de invasão angiolinfática, apresentava IP. Posteriormente, Covens *et al.* (2002)[4] notaram 4% de invasão parametrial em 842 pacientes. Os fatores de risco para IP foram: idade; presença de invasão angiolinfática; graus 2 e 3; invasão estromal profunda; e presença de metástase linfonodal. A prevalência de IP em pacientes com linfonodos negativos, tumores ≤ 2 cm e invasão estromal < 10 mm foi de apenas 0,6%.

Da mesma maneira, Wright *et al.* (2007)[5] publicaram uma série de 594 pacientes, em que 64 (10,8%) apresentavam IP. O risco de IP foi de 0,4% para pacientes com linfonodos negativos, tumores ≤ 2 cm e ausência de invasão angiolinfática. Stegeman *et al.* (2007)[6] avaliaram 103 pacientes consideradas de baixo risco (tumor < 2 cm, invasão estromal < 10 mm e linfonodos negativos) e 2 (1,9%) apresentavam IP, porém ambos apresentavam invasão angiolinfática.

Frumovitz *et al.* (2009)[7] encontraram IP em 7,7% de 350 pacientes. Nenhum caso (n = 125) sem invasão angiolinfática e tamanho $\leq$ 2 cm apresentavam IP. Nesse estudo, a presença de metástase linfonodal, independentemente de invasão angiolinfática ou tamanho da lesão, se relacionou à presença de IP.

Recentemente, um estudo brasileiro foi publicado por Baiocchi *et al.* (2017), que incluiu uma série de 345 pacientes submetidas à histerectomia radical nos estádios Ia2-Ib2. Os resultados corroboraram dados da literatura em que os fatores de risco para IP foram: presença de invasão angiolinfática; metástase linfonodal; invasão perineural; tamanho > 2 cm e invasão estromal > 10 mm. Quando respeitados os critérios de tumores $\leq$ 2 cm e ausência de invasão angiolinfática, apenas 1,2% (1/82) apresentaram comprometimento parametrial, comparado com 12,6% de comprometimento parametrial em pacientes portadoras de invasão angiolinfática e 7,4% em tumores maiores de 2 cm. Naqueles casos em que havia tanto a presença de invasão angiolinfática como o tamanho acima de 2 cm, a incidência de invasão parametrial foi de 18,8% (12/64 pacientes). Nesse estudo, nenhum caso com tumores $\leq$ 2 cm e ausência de metástase linfonodal apresentou IP. Os pesquisadores concluíram que tumores $\leq$ 2 cm e com ausência de invasão angiolinfática têm risco muito baixo de IP e ocorrem somente na presença de invasão estromal profunda ou metástase linfonodal associada. A Tabela 3.1 resume os principais estudos.

Tabela 3.1. Envolvimento parametrial no câncer do colo do útero em estádio inicial e fatores anatomopatológicos favoráveis.

Autor	Ano	Critério de baixo risco	Envolvimento parametrial no grupo de baixo risco
1. Kinney *et al.*[3]	1995	83	Carcinoma epidermoide, tumor < 2 cm, IAL[a] ausente 0%
2. Covens *et al.*[4]	2002	536	Tumor < 2 cm, Invasão estromal < 10 mm, LN[b] negativos 0,6%
3. Stegeman *et al.*[6]	2007	103	Tumor < 2 cm, Invasão estromal < 10 mm, IAL[a] ausente, LN[b] negativos 0%
4. Wright *et al.*[5]	2008	270	Tumor < 2 cm, IAL[a] ausente, LN[b] negativos 0,4%
5. Frumovitz *et al.*[7]	2009	125	Tumor < 2 cm, IAL[a] ausente 0%
6. Baiocchi *et al.*[8]	2017	82	Tumor < 2 cm, Invasão estromal < 10 mm, IAL[a] ausente, LN[b] negativo 0%

[a]IAL: Invasão angiolinfática; [b]LN: Linfonodos.

Fonte: Elaborada pela autoria do capítulo.

Portanto, ausência de invasão angiolinfática e invasão estromal < 10 mm poderiam ser critérios para selecionar pacientes com tumores < 2 cm após conização para cirurgias conservadoras de paramétrio. Apesar de o *status* linfonodal também estar relacionado com a presença de IP, este somente é conhecido no pós-operatório. Porém, caso haja metástase linfonodal, os paramétrios preservados também receberiam radioterapia adjuvante.

Até o momento, há apenas um estudo prospectivo e randomizado com objetivo de avaliar o impacto da radicalidade cirúrgica na sobrevida. No estudo de Landoni *et al.* (2012),[9] foram randomizadas 125 pacientes entre histerectomia extrafascial ou histerectomia radical. Os autores mostraram que os únicos fatores estatisticamente significativos para sobrevida global e livre de recorrência foram a presença de metástase linfonodal ou margens comprometidas. O envolvimento parametrial não teve impacto em sobrevida.

Redução da radicalidade na preservação de fertilidade

Vários estudos já demonstraram que a traquelectomia radical com linfadenectomia é segura e factível nas pacientes com câncer do colo do útero que desejam preservação de fertilidade (PLANTE *et al.* 2011; WETHINGTON *et al.* 2012).[10,11] Assim como a histerectomia radical, a traquelectomia radical está associada ao aumento da morbidade cirúrgica em virtude da ressecção parametrial. Portanto, questiona-se a possibilidade da realização da traquelectomia simples ou até a conização nos tumores iniciais com objetivo não somente de reduzir a morbidade, mas também de melhorar o resultado obstétrico. Até o momento, cerca de 280 casos de câncer do colo inicial tratados de maneira conservadora foram publicados na literatura (RAMIREZ *et al.* 2014; PLANTE *et al.* 2017),[12,13] sendo a maioria dos casos estádio Ib1. A taxa de invasão angiolinfática varia de 0 a 42%, e todos os pacientes tiveram estadiamento linfonodal. Os resultados oncológicos são bons, sendo descritas apenas três recidivas e com resultados obstétricos favoráveis.

Achado incidental de câncer do colo do útero em peça cirúrgica após histerectomia

O achado incidental do câncer do colo do útero em pacientes submetidas à histerectomia simples habitualmente resulta na indicação de complementação do tratamento, seja pela realização de radioterapia, seja pela parametrectomia radical associada à linfadenectomia pélvica quando não há indicação de radioterapia. Recentemente, Pareja *et al.* (2018)[14] avaliaram 30 pacientes com lesões iniciais (estádios Ia-Ib1 < 2 cm), submetidas a tratamento não oncológico seguido por complementação cirúrgica (parametrectomia com linfadenectomia). Como em nenhum caso foi encontrado comprometimento parametrial, os autores sugerem que a parametrectomia seria desnecessária.

Perspectivas

Atualmente, quatro estudos clínicos prospectivos estão avaliando a questão da radicalidade cirúrgica parametrial.

O estudo ConCerv tem o objetivo de determinar a segurança e a viabilidade da cirurgia conservadora. Este estudo multi-institucional incluirá 100 pacientes com tumores ≤ 2 cm, carcinoma epidermoide ou adenocarcinoma graus 1 e 2 com ausência de invasão angiolinfática. As pacientes serão submetidas à histerectomia simples ou à conização (se preservação de fertilidade) com linfadenectomia.

No caso do estudo SHAPE (GCIG), as pacientes serão randomizadas para histerectomia radical ou histerectomia simples com linfadenectomia. Incluirão tumores < 2 cm e invasão < 10 mm após conização ou < 50% à ressonância magnética. Presença de invasão angiolinfática não é critério de exclusão. Serão incluídas 700 pacientes.

O terceiro estudo é o GOG 278, que tem como objetivo avaliar a morbidade da cirurgia não radical. Inclui pacientes com tumores ≤ 2 cm, qualquer grau e invasão ≤ 10 mm. Todas as pacientes devem ter margens livres na conização e serão incluídas 200 pacientes.

Por fim, o estudo brasileiro LESSER. Trata-se de estudo fase II de não inferioridade que incluirá 40 pacientes com tumores ≤ 2 cm e randomizadas para histerectomia radical ou histerectomia simples com linfadenectomia. O objetivo primário é sobrevida livre de doença em 3 anos e morbidade da cirurgia.

Conclusões

Em resumo, o risco de invasão parametrial é < 1% para pacientes com câncer do colo do útero inicial e com fatores anatomopatológicos de baixo risco. Apesar dos resultados encorajadores dos trabalhos retrospectivos, o tratamento menos radical ainda não pode ser considerado como rotina mesmo em pacientes com lesões mais precoces. Tais procedimentos deverão ainda ser incluídos no contexto de ensaios clínicos até que se definam a viabilidade e a segurança da menor radicalidade cirúrgica.

Referências bibliográficas

1. Sood AK, Nygaard I, Shahin MS, Sorosky JI, Lutgendorf SK, Rao SS. Anorectal dysfunction after surgical treatment for cervical cancer. J Am Coll Surg 2002;195:513-9.

2. Sakuragi N, Todo Y, Kudo M, Yamamoto R, Sato T. A systematic nerve-sparing radical hysterectomy technique in invasive cervical cancer for preserving postsurgical bladder function. Int J Gynecol Cancer 2005;15: 389-397.

3. Kinney WK, Hodge DO, Egorshin EV, Ballard DJ, Podratz KC. Identification of a lowrisk subset of patients with stage IB invasive squamous cancer of the cervix possibly suited to less radical surgical treatment. Gynecol Oncol 1995;57:3-6.

4. Covens A, Rosen B, Murphy J, Laframboise S, DePetrillo AD, Lickrish G, et al. How important is removal of the parametrium at surgery for carcinoma of the cervix? Gynecol Oncol 2002;84:145-9.

5. Wright JD, Grigsby PW, Brooks R, Powell MA, Gibb RK, Gao F, et al. Utility of parametrectomy for early stage cervical cancer treated with radical hysterectomy. Cancer 2007;110:1281-6.

6. Stegeman M, Louwen M, van der Velden J, ten Kate FJ, den Bakker MA, Burger CW, et al. The incidence of parametrial tumor involvement in select patients with early cervix cancer is too low to justify parametrectomy. Gynecol Oncol 2007;105:475-80.

7. Frumovitz M, Sun CC, Schmeler KM, Deavers MT, Dos Reis R, Levenback CF, Ramirez PT. Parametrial involvement in radical hysterectomy specimens for women with early-stage cervical cancer. Obstet Gynecol. 2009 Jul;114(1):93-9.

8. Baiocchi G, de Brot L, Faloppa CC, Mantoan H, Duque MR, Badiglian-Filho L, et al. Is parametrectomy always necessary in early-stage cervical cancer? Gynecol Oncol. 2017; 146(1):16-19.

9. Landoni F, Maneo A, Zapardiel I, Zanagnolo V, Mangioni C. Class I versus class III radical hysterectomy in stage IB1-IIA cervical cancer. A prospective randomized study. Eur J Surg Oncol. 2012 Mar;38(3):203-9.

10. Plante M, Gregoire J, Renaud MC, Roy M. The vaginal radical trachelectomy: an update of a series of 125 cases and 106 pregnancies. Gynecol Oncol 2011;121:290-7.

11. Wethington SL, Cibula D, Duska LR, Garrett L, Kim CH, Chi DS, et al. An international series on abdominal radical trachelectomy: 101 patients and 28 pregnancies. Int J Gynecol Cancer 2012;22:1251-7.

12. Ramirez PT, Pareja R, Rendón GJ, Millan C, Frumovitz M, Schmeler KM. Management of low-risk early-stage cervical cancer: should conization, simple trachelectomy, or simple hysterectomy replace radical surgery as the new standard of care? Gynecol Oncol. 2014 Jan;132(1):254-9.

13. Plante M, Renaud MC, Sebastianelli A, Gregoire J. Simple vaginal trachelectomy: a valuable fertility-preserving option in early-stage cervical cancer. Int J Gynecol Cancer. 2017 Jun;27(5):1021-1027.

14. Pareja R, Echeverri L, Rendon G, Munsell M, Gonzalez-Comadran M, Sanabria D, et al. Radical parametrectomy after 'cut-through' hysterectomy in low-risk early-stage cervical cancer: Time to consider this procedure obsolete. Gynecol Oncol. 2018 Mar 1. pii: S0090-8258(18)30134-3.

Estágio Inicial   *27*

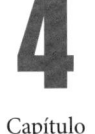

4
Capítulo

Preservação de Fertilidade e Câncer do Colo do Útero

Marcelo de Andrade Vieira
Mileide Maria de Assunção Sousa

Introdução

O câncer do colo do útero é a terceira neoplasia maligna mais comum nas mulheres em todo o mundo e a quarta causa de morte feminina por câncer. Em 2012, considerando-se a taxa mundial, foram diagnosticados 528 mil novos casos de câncer do colo do útero e 266 mil mulheres morreram por causa dessa doença, sendo 90% delas em países de baixa a média renda.[1] No Brasil, o câncer de colo uterino é o terceiro mais comum, com estimativa de 16.370 casos em 2018 (Figura 4.1).

	Localização primária	Casos	%
Mulheres	Mama feminina	59.700	29,5%
	Cólon e reto	18.980	9,4%
	Colo do útero	16.370	8,1%
	Traqueia, brônquio e pulmão	12.530	6,2%
	Glândula tireoide	8.040	4,0%
	Estômago	7.750	3,8%
	Corpo do útero	6.600	3,3%
	Ovário	6.150	3,0%
	Sistema nervoso central	5.510	2,7%
	Leucemias	4.860	2,4%

Figura 4.1. Distribuição proporcional dos dez tipos de câncer mais incidentes estimados para 2018 em mulheres, exceto pele não melanoma.

Fonte: Adaptada de http://www.inca.gov.br/estimativa/2018/casos-taxas-brasil.asp.

O tratamento atual para os casos de câncer de colo uterino inicial (1A1 com invasão linfovascular até 1B1(< 4 cm) é a histerectomia radical com linfadenectomia pélvica.[3] No entanto, para pacientes que desejam preservar a fertilidade, a traquelectomia radical com linfadenectomia pélvica pode ser realizada de forma segura com resultados semelhantes de recorrência e sobrevida.[2,3]

A maioria dos casos de câncer de colo uterino é diagnosticada em países em desenvolvimento, onde as medidas de prevenção e o sistema de rastreamento não são eficazes. A maior parte dos casos é diagnosticada em estágios avançados, quando a doença já não é mais tratada cirurgicamente. Ao passo que, em países desenvolvidos, onde as políticas de prevenção e o rastreamento estão bem estabelecidos, muitos casos são diagnosticados em fase inicial e em pacientes jovens. A idade precoce no momento do diagnóstico coincide com o período fértil da mulher e o desejo em preservar a fertilidade, que se torna algo importante a ser considerado para o tratamento.[4]

Neste capítulo, discutiremos as principais estratégias para preservação de fertilidade em pacientes com câncer de colo uterino.

Tratamento cirúrgico

Nos casos de câncer de colo uterino microinvasivo (1A1 e IA2), o estadiamento é determinado com auxílio da conização, que pode ser cone frio ou LEEP (*loop electrosurgical excision procedure*). As margens do espécime final da conização devem estar livres de doença invasora, assim como de lesão intraepitelial de alto grau. A margem recomendada é 3 mm. Caso a margem venha comprometida, deve ser realizada nova conização ou a paciente deve ser submetida à traquelectomia radical.[5]

No caso de pacientes estádio IA1, em que não há evidência de invasão do espaço linfovascular (ILV), o risco de metástase para linfonodos pélvicos é menor do que 1%. Nesses casos, se a paciente desejar preservar a fertilidade, o tratamento pode ser realizado por meio de conização com margens livres, não sendo necessário realizar avaliação linfonodal.[6]

Ueda *et al.* publicaram uma série de casos, no Japão, com 200 pacientes com câncer de colo uterino estádio 1A1, sem ILV tratadas, com conização com margens livres maior do que 3 mm, em que não houve nenhum caso de recorrência durante um seguimento de aproximadamente 117 meses (72 a 420 meses).[7]

Wright *et al.* publicaram um estudo americano com dados coletados por meio da base nacional de câncer, no qual foram avaliadas 1.409 pacientes com idade menor de 40 anos, com câncer de colo uterino estádio IA1. Não foi identificada nenhuma diferença na sobrevida em 5 anos entre as pacientes tratadas com conização e histerectomia.[8]

Em pacientes com estádio 1A1 sem ILV, com prole constituída e sem desejo em preservar fertilidade, o tratamento recomendado é a histerectomia extrafascial.[9]

Para pacientes com estádio IA1 com ILV, IA2 e 1B1, o tratamento atual nos casos de desejo de preservação de fertilidade é a traquelectomia radical. Esse procedimento inclui a retirada parcial do colo uterino, paramétrios e manguito vaginal.[10,11]

A Figura 4.2 exibe um exame de ressonância pélvica de paciente submetida à traquelectomia radical.

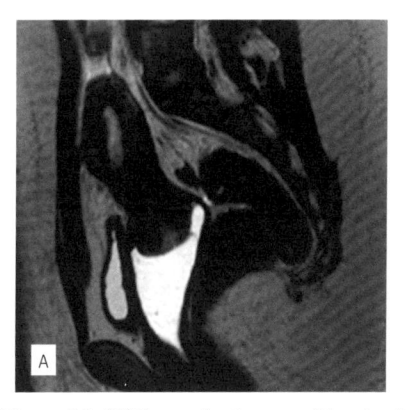 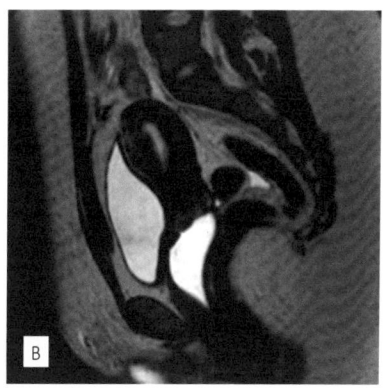

Figura 4.2. (A) Ressonância magnética de abdômen inferior de paciente com neoplasia de colo uterino estadio IB1, submetida a tratamento com traquelectomia radical via laparoscópica. **(B)** Exame de RNM 9 meses após o tratamento.
Fonte: Hospital de Amor de Barretos.

A investigação linfonodal deve ser realizada visto o maior risco de acometimento dos linfonodos pélvicos nesses casos.[4,10] A avaliação linfonodal padronizada é feita por meio da linfadenectomia pélvica sistemática. O uso do linfonodo sentinela em neoplasia de colo uterino está cada vez mais consolidado, tendo os melhores resultados em tumores menores do que 2 cm.[12,13]

A técnica de detecção do linfonodo sentinela pode ser realizada por três métodos: corante azul; fluorescência; e radiofármaco. Nos casos de neoplasias de colo uterino estádio inicial, qualquer um dos três métodos de detecção do podem ser utilizados.[14] Na Figura 4.3, observamos uma dissecção linfonodal em uma paciente com neoplasia de colo uterino inicial, submetida à pesquisa de linfonodo sentinela com azul patente via laparoscopia convencional. Na imagem, é possível identificar o linfonodo corado pelo azul em topografia de vasos ilíacos externos.

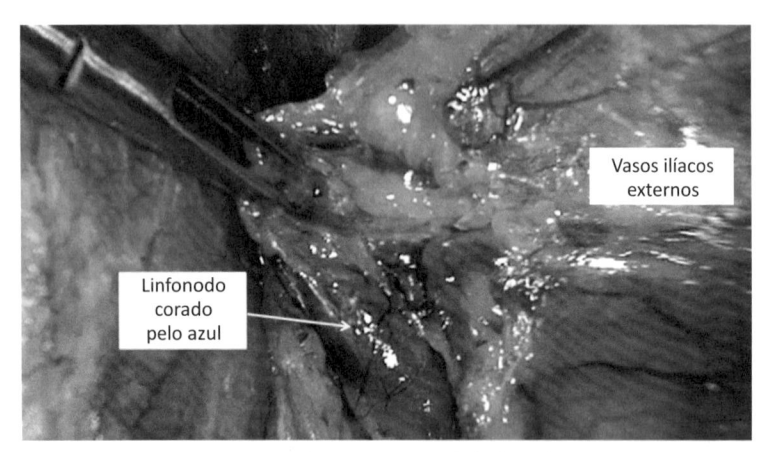

Figura 4.3. Técnica do corante azul para pesquisa de linfonodo sentinela.
Fonte: Hospital de Amor de Barretos.

Salvo *et al.*, por meio de uma análise retrospectiva de 188 pacientes com câncer de colo uterino inicial, demonstraram uma taxa de 90% de detecção de pelo menos um linfonodo sentinela, sendo 62% bilateral. Não houve diferença na taxa de detecção entre os diferentes marcadores utilizados, assim como de acordo com a via cirúrgica, existência ou não de conização prévia ou entre diferentes tamanhos de tumor. O IMC foi um fator que apresentou uma menor taxa de detecção linfonodal. Apenas um caso de falso-negativo foi registrado, resultando em uma sensibilidade de 96,4% e valor preditivo negativo de 99,3%. A taxa de falso-negativo foi de 3,6%.[15]

Cormier *et al.* demonstraram o algoritmo para realização da pesquisa de linfonodo sentinela em colo uterino. De acordo com o algoritmo: os linfonodos sentinela removidos devem ser submetidos a *ultrastaging*; qualquer linfonodo clinicamente suspeito deverá ser removido; se a detecção do linfonodo sentinela for unilateral, deverá ser realizada linfadenectomia pélvica sistemática no lado em que não foi identificado o linfonodo sentinela. Neste estudo, quando o algoritmo foi aplicado todas as pacientes com metástase linfonodal foram detectadas e a linfadenectomia pélvica sistemática poderia ter sido evitada em 75% dos casos, com mapeamento adequado. Com base em tais resultados, pode-se avaliar a possibilidade da pesquisa de linfonodo sentinela isolada para avaliação linfonodal em pacientes com neoplasia de colo uterino, dispensando a linfadenectomia pélvica sistemática.[14]

Uma série de estudos já comprovou que a traquelectomia radical é factível e segura, com sobrevida global e sobrevida livre de doença semelhante à histerectomia radical.[16-19] No entanto, a fertilidade nem sempre pode ser preservada em mulheres que realizaram traquelectomia. Um estudo recente publicado por Cibula *et al.* demonstrou que, de 24 mulheres encaminhadas para traquelectomia radical, a fertilidade não pôde ser preservada em 29% dos casos. Isso ocorreu consequentemente ao comprometimento da margem proximal do colo uterino na biópsia de congelação da traquelectomia, o que torna necessário a totalização da histerectomia. Além disso, algumas pacientes apresentaram linfonodos pélvicos positivos, o que ensejou a indicação de radioterapia e de quimioterapia no pós-operatório.[20]

A traquelectomia radical pode ser realizada via vaginal, via laparotômica e via minimamente invasiva (robótica e laparoscópica). Um estudo retrospectivo realizado por Vieira *et al.* avaliou 100 pacientes submetidas à traquelectomia radical para tratamento de câncer de colo uterino inicial, comparando a via laparotômica com a via minimamente invasiva. A perda sanguínea foi significativamente menor no grupo da cirurgia minimamente invasiva quando comparada à laparotomia (50 mL [10-225 mL] *versus* 300 mL [50-1.100 mL]) (p < 0,0001) e a taxa de gravidez foi maior no grupo da laparotomia quando comparada à minimamente invasiva (51% *versus* 28%, p = 0,018).[21]

A via cirúrgica de escolha depende de diversos fatores, entre eles: a experiência do cirurgião e da equipe e deve ser discutida com a paciente no pré-operatório.

Nem todas as pacientes com câncer de colo uterino inicial são candidatas à realização da traquelectomia radical. Alguns critérios devem ser seguidos na indicação da cirurgia, como desejo de preservação fertilidade; idade reprodutiva (menor de 40 anos); ausência de histologias desfavoráveis (p. ex., tumor neuroendócrino, células claras); estádio IA1 com ILV, IA2 ou IB1; lesões com tamanho menor ou igual a 2 cm com extensão endocervical limitada avaliada por colposcopia ou ressonância nuclear magnética; ausência de metástase linfonodal.[22] Lembrando que a presença de ILV não é contraindicação para traquelectomia.

A traquelectomia deve ser evitada em tumores maiores do que 2 cm, pois vários estudos já mostraram que pacientes com tumores maiores do que 2 cm apresentam um risco maior de recorrência.[23-25] Demonstrou-se que a chance de uma paciente com tumor maior do que 2 cm necessitar de algum tratamento adjuvante é maior comparado a paciente com tumores menores. Apesar disso, alguns autores defendem que mesmo pacientes com tumores maiores do que 2 cm podem ser submetidas à traquelectomia radical via vaginal no caso de lesões predominantemente exofíticas e com invasão estromal mínima.[26]

O uso de quimioterapia neoadjuvante seguida de cirurgia conservadora em mulheres com câncer cervical inicial que desejam preservar fertilidade é uma alternativa utilizada atualmente.[27-29] Plante *et al.* relataram três pacientes com doença de IB1 maior do que 2 cm, tratadas com três ciclos de quimioterapia neoadjuvante com cisplatina, paclitaxel e ifosfamida, seguidos por traquelectomia vaginal radical e dissecção de linfonodos pélvicos. Uma resposta patológica completa foi observada em todos as três pacientes sem carcinoma invasivo residual observado na cirurgia. Embora o acompanhamento tenha sido limitado, não houve recidivas ou gestações relatadas no momento da publicação.[29] Um estudo subsequente de Maneo *et al.* relatou 21 pacientes com tumores estádio IB1 ($\leq$ 3 cm) que foram submetidos a três ciclos de quimioterapia neoadjuvante com cisplatina, paclitaxel e ifosfamida, seguidos de conização cervical e linfadenectomia pélvica. Uma resposta patológica completa sem carcinoma residual foi observada em cinco pacientes (24%). Com um seguimento médio de 69 meses, não houve recidivas relatadas. Entre os nove pacientes que tentaram engravidar, seis conceberam, resultando em nove nascidos vivos.[28] Esses estudos preliminares sugerem que a quimioterapia neoadjuvante seguida de cirurgia conservadora pode ser uma opção para pacientes com câncer cervical que desejam preservar a fertilidade.

O tipo histológico é outro critério a ser considerado na indicação da traquelectomia. Carcinoma epidermoide, adenocarcinoma e adenoescamoso são histologias que não aumentam o risco de recorrência de forma estatisticamente significativa, como já observado em alguns estudos. Uma revisão recente comparou aproximadamente 3 mil pacientes com câncer de colo uterino tipo epidermoide com mil casos de adenocarcinoma, estádios 1A1 e 1A2, e não houve diferença estatisticamente significativa nos resultados entre eles.[23,30] Tumores neuroendócrinos, no entanto, e outras histologias de alto grau, são associados com uma rápida disseminação apesar de margens de ressecção e linfonodos negativos.[18,24]

Efeitos adversos

A incidência de infertilidade após traquelectomia varia entre 14 e 40%. Os principais fatores relacionados à infertilidade são fatores cervicais (estenose) e outros fatores não relacionados à cirurgia.[22] Dessa forma, todas as pacientes com dificuldade para engravidar após traquelectomia devem ser avaliadas para questões cervicais e outras etiologias, incluindo investigação do parceiro. Algumas estratégias para evitar a estenose após a traquelectomia já foram descritas, sendo lançado recentemente no Brasil o DUDA®, um dispositivo antiestenose para ser colocado no canal endocervical após a traquelectomia para evitar estenose do canal endocervical. (Figura 4.4). A segurança do dispositivo já foi comprovada na primeira fase do estudo (Clinical Trial NCT02500966), em que não foi encontrado nenhum evento adverso grau 3 ou 4 com o uso do dispositivo.

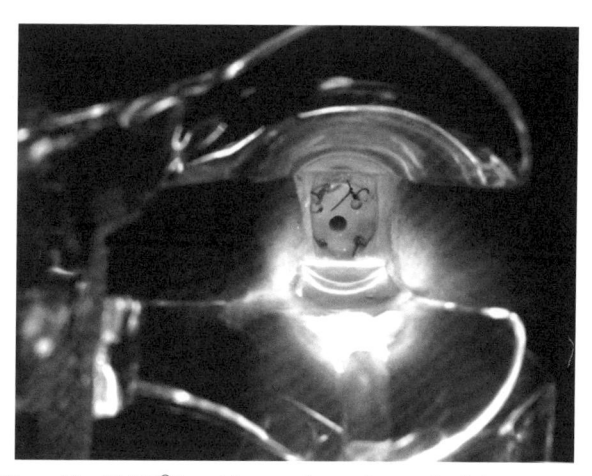

Figura 4.4. Dispositivo DUDA® inserido no colo uterino ao final de uma traquelectomia.
Fonte: Hospital de Amor de Barretos.

A traquelectomia não aumentou a taxa de perda gestacional no primeiro trimestre, sendo semelhante à da população geral (16 a 20%). No entanto, a taxa de perda gestacional no segundo trimestre é maior em pacientes pós-traquelectomia (9,5 *versus* 4%).[17]

A traquelectomia está relacionada com o aumento da taxa de trabalho de parto prematuro e recém-nascidos pré-termo. Uma revisão incluindo 200 gestantes pós-traquelectomia, observou que 42% das gestações apresentaram recém-nascido a termo e 25% pré-termo (antes 37 semanas), no entanto apenas um terço desses casos eram prematuros extremos < 32 semanas.[31] Plante *et al.* demonstraram em um estudo com 452 pacientes que dois terços das pacientes que chegaram ao terceiro trimestre de gestação, o recém-nascido era a termo.[25]

Outros tratamentos

Pacientes com câncer de colo uterino em idades férteis devem ser considerado, sempre, a possibilidade de cirurgia preservadora de fertilidade.

As pacientes devem ser orientadas sobre outras formas de preservação de fertilidade, como congelação de oócitos, embriões e tecido ovariano, assim como útero de substituição (˜barriga de aluguel˜). Devem ser encaminhadas a um centro de tratamento de infertilidade para orientações com um especialista nesta área, visto que apesar da preservação do fundo uterino na cirurgia, a paciente pode ainda necessitar de técnicas de reprodução assistida para engravidar.[32] As pacientes com diagnóstico de neoplasia de colo uterino e que apresentem alguns fatores de risco para infertilidade, como endometriose, não apresentam contraindicação para realização da traquelectomia, pois após a cirurgia elas podem utilizar técnicas de reprodução assistida para engravidar.[33]

No caso de pacientes em estádio avançado, a preservação de fertilidade é contraindicada no momento, pois o tratamento atual é com radioterapia e quimioterapia. Nesses casos, pode ser realizada congelação de oócitos ou embriões e futuro útero de substituição.

Novas perspectivas

Atualmente, discute-se que em pacientes com câncer de colo uterino muito inicial (1A1, IA2 e IB1 inicial) a chance de o tumor disseminar para o paramétrio é muito baixa (1%). Aproximadamente 60% das pacientes não têm doença invasora residual nos espécimes de traquelectomia se tiver uma conização diagnóstica prévia.[24,34] Dessa forma, uma traquelectomia simples ou uma conização com margens livres provavelmente seria suficiente para essas pacientes, incluindo uma avaliação linfonodal por meio de pesquisa de linfonodo sentinela (PLS) e/ou linfadenectomia pélvica sistemática. Esta abordagem foi avaliada em um estudo que incluiu 26 pacientes, as quais foram primeiramente submetidas à avalição linfonodal por meio da PLS seguida pela linfadenectomia pélvica sistemática. Uma semana depois, as pacientes que tinham linfonodos pélvicos negativos foram submetidas à traquelectomia simples. Quatro (15%) pacientes tinham linfonodos pélvicos positivos. Uma paciente apresentou recidiva central tratada com quimioterapia concomitante à radioterapia. Quinze mulheres, do total de 26 pacientes do estudo, planejaram engravidar, 11 mulheres engravidaram (15 gestações) e 7 mulheres tiveram oito filhos.[35]

Entretanto, essa abordagem mais conservadora (sem parametrectomia) deve ser mais bem-avaliada do ponto de vista oncológico e obstétrico em um estudo clínico randomizado multicêntrico. Atualmente, temos alguns estudos em andamento que podem comprovar estes resultados no futuro. São eles: CONCERV (NCT01048853); SHAPE (NCT01658930); GOG 278 (NCT01649089).

Conclusão

A preservação de fertilidade em pacientes com câncer de colo uterino inicial é possível por meio de várias estratégias, como a conização, traquelectomia radical e congelação de oócitos. É um direito das pacientes saber dessas opções de tratamento e um dever dos médicos oncologistas informá-las sobre tal possiblidade antes do início do tratamento. As pacientes em conjunto com o seu médico decidirão qual a melhor estratégia a ser realizada em cada caso. Outras estratégias de tratamento como cirurgias menos radicais aguardam estudos em andamentos para definição e adoção, no momento, pelos centros oncológicos mundiais.

Referências bibliográficas

1. Torre LA, Bray F, Siegel RL, Ferlay J, Lortet-Tieulent J, Jemal A. Global cancer statistics, 2012. CA Cancer J Clin. 2015;65(2):87-108.

2. Bentivegna E, Gouy S, Maulard A, Chargari C, Leary A, Morice P. Oncological outcomes after fertility-sparing surgery for cervical cancer: a systematic review. Lancet Oncol. 2016;17(6):e240-e53.

3. Einstein MH, Park KJ, Sonoda Y, Carter J, Chi DS, Barakat RR, et al. Radical vaginal versus abdominal trachelectomy for stage IB1 cervical cancer: a comparison of surgical and pathologic outcomes. Gynecol Oncol. 2009;112(1):73-7.

4. Sonoda Y, Chi DS, Carter J, Barakat RR, Abu-Rustum NR. Initial experience with Dargent's operation: the radical vaginal trachelectomy. Gynecol Oncol. 2008;108(1):214-9.

5. Roman LD, Felix JC, Muderspach LI, Agahjanian A, Qian D, Morrow CP. Risk of residual invasive disease in women with microinvasive squamous cancer in a conization specimen. Obstet Gynecol. 1997;90(5):759-64.

6. Copeland LJ, Silva EG, Gershenson DM, Morris M, Young DC, Wharton JT. Superficially invasive squamous cell carcinoma of the cervix. Gynecol Oncol. 1992;45(3):307-12.

7. Ueda M, Ueki K, Kanemura M, Izuma S, Yamaguchi H, Terai Y, et al. Conservative excisional laser conization for early invasive cervical cancer. Gynecol Oncol. 2004;95(1):231-4.

8. Wright JD, NathavithArana R, Lewin SN, Sun X, Deutsch I, Burke WM, et al. Fertility-conserving surgery for young women with stage IA1 cervical cancer: safety and access. Obstet Gynecol. 2010;115(3):585-90.

9. Ostor AG. Studies on 200 cases of early squamous cell carcinoma of the cervix. Int J Gynecol Pathol. 1993;12(3):193-207.

10. Elliott P, Coppleson M, Russell P, Liouros P, Carter J, MacLeod C, et al. Early invasive (FIGO stage IA) carcinoma of the cervix: a clinico-pathologic study of 476 cases. Int J Gynecol Cancer. 2000;10(1):42-52.

11. de Andrade Vieira M, Cintra GF, dos Reis R, Andrade CE, Tsunoda AT. Laparoscopic Vaginal-Assisted Nerve-Sparing Radical Trachelectomy. J Minim Invasive Gynecol. 2016;23(3):297.

12. Altgassen C, Hertel H, Brandstadt A, Kohler C, Durst M, Schneider A, et al. Multicenter validation study of the sentinel lymph node concept in cervical cancer: AGO Study Group. J Clin Oncol. 2008;26(18):2943-51.

13. Bats AS, Mathevet P, Buenerd A, Orliaguet I, Mery E, Zerdoud S, et al. The sentinel node technique detects unexpected drainage pathways and allows nodal ultrastaging in early cervical cancer: insights from the multicenter prospective SENTICOL study. Ann Surg Oncol. 2013;20(2):413-22.

14. Cormier B, Diaz JP, Shih K, Sampson RM, Sonoda Y, Park KJ, et al. Establishing a sentinel lymph node mapping algorithm for the treatment of early cervical cancer. Gynecol Oncol. 2011;122(2):275-80.

15. Salvo G, Ramirez PT, Levenback CF, Munsell MF, Euscher ED, Soliman PT, et al. Sensitivity and negative predictive value for sentinel lymph node biopsy in women with early-stage cervical cancer. Gynecol Oncol. 2017;145(1):96-101.

16. Abu-Rustum NR, Sonoda Y, Black D, Levine DA, Chi DS, Barakat RR. Fertility-sparing radical abdominal trachelectomy for cervical carcinoma: technique and review of the literature. Gynecol Oncol. 2006;103(3):807-13.

17. Hertel H, Kohler C, Grund D, Hillemanns P, Possover M, Michels W, et al. Radical vaginal trachelectomy (RVT) combined with laparoscopic pelvic lymphadenectomy: prospective multicenter study of 100 patients with early cervical cancer. Gynecol Oncol. 2006;103(2):506-11.

18. Plante M, Renaud MC, Francois H, Roy M. Vaginal radical trachelectomy: an oncologically safe fertility-preserving surgery. An updated series of 72 cases and review of the literature. Gynecol Oncol. 2004;94(3):614-23.

19. Shepherd JH, Spencer C, Herod J, Ind TE. Radical vaginal trachelectomy as a fertility-sparing procedure in women with early-stage cervical cancer-cumulative pregnancy rate in a series of 123 women. BJOG. 2006;113(6):719-24.

20. Cibula D, Slama J, Svarovsky J, Fischerova D, Freitag P, Zikan M, et al. Abdominal radical trachelectomy in fertility-sparing treatment of early-stage cervical cancer. Int J Gynecol Cancer. 2009;19(8):1407-11.

21. Vieira MA, Rendon GJ, Munsell M, Echeverri L, Frumovitz M, Schmeler KM, et al. Radical trachelectomy in early-stage cervical cancer: A comparison of laparotomy and minimally invasive surgery. Gynecol Oncol. 2015;138(3):585-9.

22. Plante M, Gregoire J, Renaud MC, Roy M. The vaginal radical trachelectomy: an update of a series of 125 cases and 106 pregnancies. Gynecol Oncol. 2011;121(2):290-7.

23. Beiner ME, Covens A. Surgery insight: radical vaginal trachelectomy as a method of fertility preservation for cervical cancer. Nat Clin Pract Oncol. 2007;4(6):353-61.

24. Marchiole P, Benchaib M, Buenerd A, Lazlo E, Dargent D, Mathevet P. Oncological safety of laparoscopic-assisted vaginal radical trachelectomy (LARVT or Dargent's operation): a comparative study with laparoscopic-assisted vaginal radical hysterectomy (LARVH). Gynecol Oncol. 2007;106(1):132-41.

25. Plante M. Evolution in fertility-preserving options for early-stage cervical cancer: radical trachelectomy, simple trachelectomy, neoadjuvant chemotherapy. Int J Gynecol Cancer. 2013;23(6):982-9.

26. Plante M, Renaud MC, Hoskins IA, Roy M. Vaginal radical trachelectomy: a valuable fertility-preserving option in the management of early-stage cervical cancer. A series of 50 pregnancies and review of the literature. Gynecol Oncol. 2005;98(1):3-10.

27. Rob L, Pluta M, Strnad P, Hrehorcak M, Chmel R, Skapa P, et al. A less radical treatment option to the fertility-sparing radical trachelectomy in patients with stage I cervical cancer. Gynecol Oncol. 2008;111(2 Suppl):S116-20.

28. Maneo A, Chiari S, Bonazzi C, Mangioni C. Neoadjuvant chemotherapy and conservative surgery for stage IB1 cervical cancer. Gynecol Oncol. 2008;111(3):438-43.

29. Plante M, Lau S, Brydon L, Swenerton K, LeBlanc R, Roy M. Neoadjuvant chemotherapy followed by vaginal radical trachelectomy in bulky stage IB1 cervical cancer: case report. Gynecol Oncol. 2006;101(2):367-70.

30. Spoozak L, Lewin SN, Burke WM, Deutsch I, Sun X, Herzog TJ, et al. Microinvasive adenocarcinoma of the cervix. Am J Obstet Gynecol. 2012;206(1):80 e1-6.

31. Jolley JA, Battista L, Wing DA. Management of pregnancy after radical trachelectomy: case reports and systematic review of the literature. Am J Perinatol. 2007;24(9):531-9.

32. Kim CH, Abu-Rustum NR, Chi DS, Gardner GJ, Leitao MM, Jr., Carter J, et al. Reproductive outcomes of patients undergoing radical trachelectomy for early-stage cervical cancer. Gynecol Oncol. 2012;125(3):585-8.

33. Sonoda Y. Fertility Preservation in Patients with Cervical Cancer. Oncology (Williston Park). 2015;29(7):525-6, C3.

34. Schmeler KM, Frumovitz M, Ramirez PT. Conservative management of early stage cervical cancer: is there a role for less radical surgery? Gynecol Oncol. 2011;120(3):321-5.

35. Rob L, Charvat M, Robova H, Pluta M, Strnad P, Hrehorcak M, et al. Less radical fertility-sparing surgery than radical trachelectomy in early cervical cancer. Int J Gynecol Cancer. 2007;17(1):304-10.

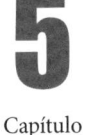

5

Capítulo

Linfonodo Sentinela no Câncer do Colo do Útero: Novo Padrão-Ouro?

Renato Mazon Lima Verde Leal

Em tumores iniciais de colo uterino, o *status* patológico dos linfonodos é um dos mais importantes fatores prognósticos, além de definir tratamento adjuvante. Portanto, a linfadenectomia pélvica (LP) associada à histerectomia ampliada ou traquelectomia radical continua como o tratamento-padrão dessa doença. No entanto, apenas 15 a 20% das pacientes com tumor inicial cursarão com metástase linfonodal, fazendo da linfadenectomia sistemática um procedimento desnecessário em 80 a 85% das pacientes[1] (Figura 5.1).

A biópsia do linfonodo sentinela (LnS) é um método diagnóstico utilizado para detecção do(s) linfonodo(s) de drenagem inicial de tumores sólidos e avaliação da presença de metástase. O procedimento básico envolve a injeção de um traçador e/ou corante na topografia da lesão, migração para o LnS e sua detecção por meio do gamaprobe ou da visualização do corante. Inicialmente utilizado em câncer de pênis,[2] a pesquisa do linfonodo é atualmente aplicada também para melanoma, mama e vulva e vem sendo proposta, ao longo da última década, para neoplasias iniciais de colo uterino,[3] com o objetivo de evitar linfadenectomias desnecessárias e suas complicações (dano neurovascular, linfedema de membros inferiores, lesão ureteral, trombose venosa profunda, infecção, linfocistos), além de detectar padrões de drenagens linfáticas não usuais e a presença de doença micrometastática ($> 0,2$ mm e ≤ 2 mm) e de células tumorais isoladas ($\leq 0,2$ mm) pela técnica de ultrastaging/imunoistoquímica (IHQ).[4,5] O racional oncológico é de que, se um ou mais LnS são negativos, os demais também

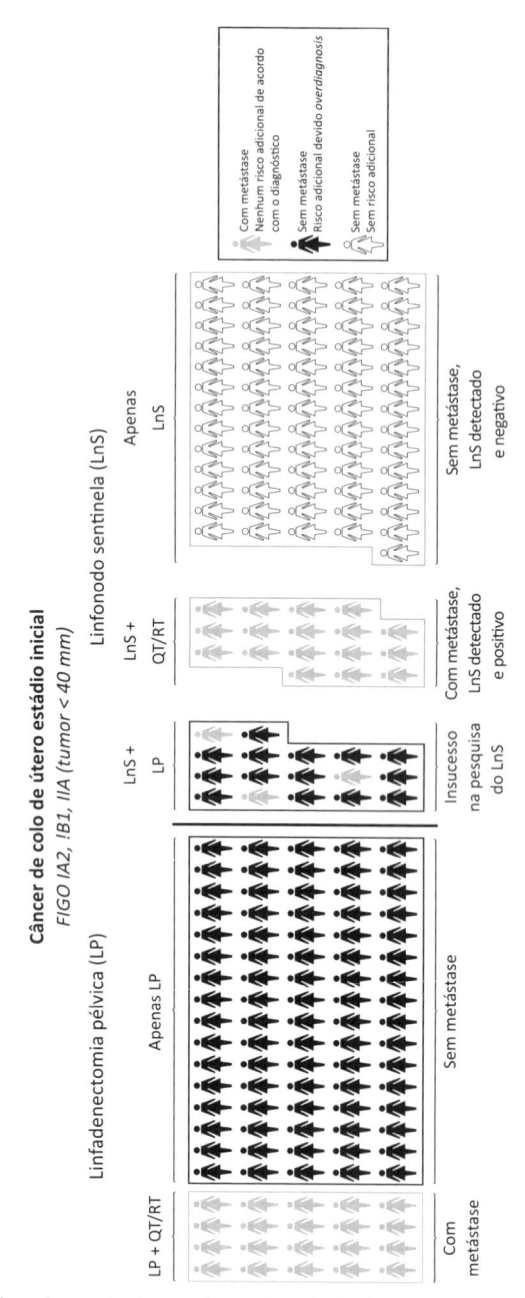

Figura 5.1. Linfonodo sentinela em câncer do colo do útero.

Fonte: Adaptada de C. Tax, et al., The sentinel node procedure in early stage cervical cancer, taking the next step; a diagnostic review, Gynecol Oncol (2015).

serão, o que evitaria a linfadenectomia desnecessária. Entretanto, o método tem de apresentar alta sensibilidade e alto valor preditivo negativo (VPN), pelo risco de recorrência decorrente de linfonodos comprometidos não detectados.

A técnica resume-se à injeção intracervical do corante (azul patente, azul de metileno), indocianina verde (ICG) e/ou radiotraçador (Tc99) em dois ou quatro pontos e posterior identificação. Esses LnS são comumente encontrados medialmente aos vasos ilíacos externos, ventral aos vasos hipogástricos ou na parte superior da fossa obturatória (Figura 5.2).

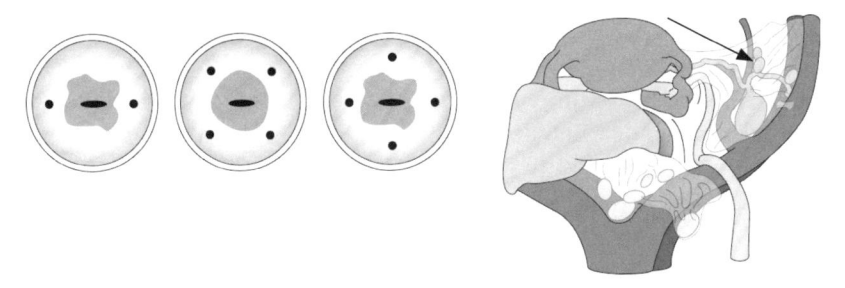

Figura 5.2. Técnica para pesquisa do linfonodo sentinela.

Fonte: Adaptada de National Comprehensive Cancer Network (NCCN) Clinical Practice Guidelines in Oncology. Cervical Cancer Version 1.2018.

A técnica de *ultrastaging*/IHQ consiste na realização de secções regulares de todo o linfonodo entre 150 μm e 500 μm (geralmente 250 μm). Três secções consecutivas de 5 μm são obtidas em cada nível e coradas para H&E e imunoistoquímica para citoqueratina. Esse método tem diminuído a taxa de falso-negativo (2,8%) por intermédio do aumento da detecção de micrometástases e de células tumorais isoladas. Dados de estudos mostram que essa modalidade enseja um aumento de 25 a 65% na taxa de detecção de metástases.[6]

Inúmeros trabalhos têm mostrado tratar-se de um método acurado na avaliação de LnS. Salvo G *et al.* publicaram um estudo retrospectivo avaliando a taxa de detecção de LnS, sensibilidade e VPN das três técnicas (corante azul, ICG = verde fluorescente e Tc-99).[7] Como resultado, encontraram um percentual de detecção de pelo menos um Ln de 90% (170/188 pacientes) e detecção bilateral de 62% (117/188 pacientes). A maioria dos linfonodos foi encontrada na pelve (83%) e apenas uma paciente teve um LnS falso-negativo (3,6%). A sensibilidade do método foi de 96,4% (95% CI 79,85-99,8%) e o VPN de 99,3% (95% CI 95,6%-100%). Esses dados se assemelham a uma recente metanálise de 44 estudos envolvendo 3931 pacientes, que encontrou uma sensibilidade de 81% em pacientes submetidas à PLnS e aumento para 94% com o uso da técnica de *ultrastaging*.[8] Entretanto o AGO Study Group publicou um estudo prospectivo com 507 pacientes de 18 centros e encontrou uma sensibilidade de apenas 77%.[9] Como possíveis justificativas desse resultado, o estudo não utilizou o *ultrastaging*, não avaliou a curva de aprendizado nem o volume de casos realizados em cada centro, além de também incluir pacientes com estadiamentos mais avançados.

Um estudo prospectivo multicêntrico (SENTICOL) avaliou a sensibilidade e VPN da PLnS em uma coorte de 139 pacientes com câncer do colo do útero EC IA1, com invasão vascular linfática (IVL) até IB1, utilizando a injeção de azul patente e linfocintilografia com Tc99, realização de PLnS por laparoscopia seguida de linfadenectomia sistemática. O LnS negativo ao H&E foi submetido ao *ultrastaging*. Os resultados mostraram que a técnica combinada foi associada a uma elevada taxa de detecção do LnS [pelo menos um LnS detectado em 136 pacientes (97,8%; 95%CI, 93,8-99,6%) e detecção bilateral em 76% das pacientes], sensibilidade de 92% (23/25; 95% CI, 74-99%) e VPN de 98,2% (111/113; 95% CI, 74-99%) para detecção de metástases linfonodais.[10] Houve apenas dois casos de falso-negativo decorrentes da não detecção do LnS no lado comprometido em um caso e de falha da técnica em outro.

Embora 80,6% dos LnS nesse estudo terem sido detectados nas áreas das ilíacas externas e interilíacas, 38,2% das pacientes tiveram, pelo menos, um LnS em uma topografia não usual e 5,1% tiveram a detecção do LnS apenas em áreas não usuais. Dos 28 LnS metastáticos, 17 continham micrometástases ou células tumorais isoladas. Em 39,1% das pacientes com LnS positivos, a detecção foi realizada apenas com IHQ e, em 17% das pacientes, os LnS comprometidos localizavam-se em topografia não usual, mostrando a importância da PLnS somada ao *ultrastaging* na detecção de LnS em vias de drenagens não usuais e na detecção de micrometástases em uma quantidade considerável de pacientes, melhorando o estadiamento nodal.[11]

Em 2017, foram apresentados, no Encontro Anual da Sociedade de Ginecologia Oncológica-SGO, os resultados preliminares do estudo prospectivo randomizado multicêntrico SENTICOL 2, cujo protocolo incluiu a realização de PLnS, biópsia de congelação e, se negativo, randomização entre linfadenectomia sistemática e PLnS apenas. Os dados mostraram que a PLnS apresentou menor morbidade cirúrgica (31,4% × 51,5%), menos linfedema e melhor qualidade de vida quando comparada à linfadenectomia pélvica completa[12] e concluindo que evitar a linfadenectomia pélvica completa em LnS negativos poupa a paciente de morbidades relacionadas ao procedimento. O estudo SENTICOL 3, nos mesmos moldes do protocolo do SENTICOL 2 e com dados preliminares esperados para 2021, avaliará a sobrevida livre de doença e qualidade de vida das pacientes randomizadas no estudo.[13]

Apesar de uma elevada taxa de detecção de pelo menos um LnS, a taxa de detecção bilateral é de apenas 60 a 62% nas maiores séries.[14] O principal fator adverso na detecção bilateral é o índice de massa corporal (IMC) [> 30 kg/m^2 (OR = 0,49, 95% CI 0,26-0,94, p = 0,03)], além de curva de aprendizado, experiência do serviço e o tipo traçador utilizado. No estudo de Bats *et al.*,[15] que analisou os dados de linfocintilografia do estudo SENTICOL, a idade mais avançada foi fator prognóstico adverso, tanto na taxa de detecção única (OR 0,91, 95% CI 0,87-0,96; P < 0,001) quanto bilateral do LnS (OR 0,95, 95% CI 0,92-0,98, P < 0,001).

A técnica cirúrgica não mostrou diferenças nem na taxa global de detecção (aberta: 93%, laparoscópica: 91% e robótica: 86%, p = 0,32) nem na taxa de detecção bilateral (aberta: 66%, laparoscópica: 69%, robótica: 55%, p = 0,28). Como a taxa de detecção nunca alcançará 100%, o importante é sempre a realização da linfadenectomia sistemática na hemipelve não detectada, além da remoção de qualquer linfonodo suspeito (Figura 5.3).

Uma recente metanálise[16] comparou os diversos corantes, traçadores e técnicas de PLnS em colo uterino e mostrou que o mapeamento com ICG apresentou uma maior taxa de detecção geral (*odds ratio*, 0,27; 95% CI, 0,15-0,50; P < 0,0001) e detecção bilateral (*odds ratio*, 0,27; 95% CI, 0,19-0,40; P < 0,00001) quando comparado com outros corantes azuis. Entretanto, sem diferença quando comparado ao Tc99, associado ou não ao corante azul.

Uma outra tática utilizada na prática clínica é a avaliação intraoperatória do LnS, com o objetivo de detecção de envolvimento linfonodal, evitando, assim, uma segunda abordagem cirúrgica ou ressecções

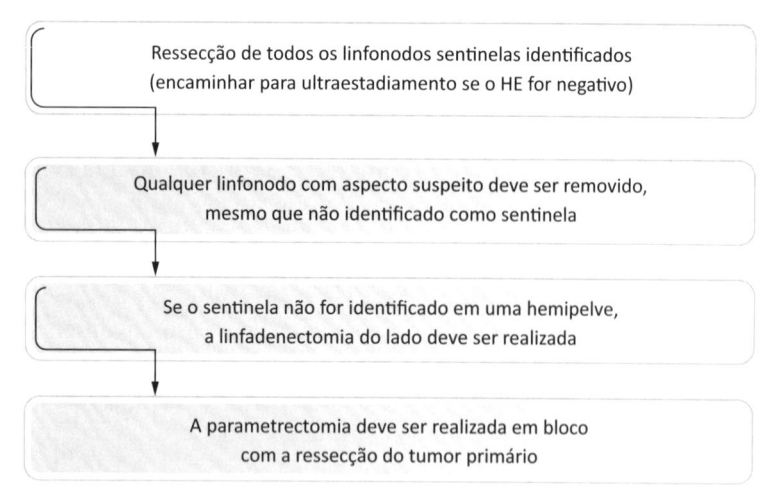

> Ressecção de todos os linfonodos sentinelas identificados
> (encaminhar para ultraestadiamento se o HE for negativo)

> Qualquer linfonodo com aspecto suspeito deve ser removido,
> mesmo que não identificado como sentinela

> Se o sentinela não for identificado em uma hemipelve,
> a linfadenectomia do lado deve ser realizada

> A parametrectomia deve ser realizada em bloco
> com a ressecção do tumor primário

Figura 5.3. Algoritmo para o uso do linfonodo sentinela no tratamento do câncer do colo do útero.

Fonte: Adaptada de Cormier B et al. Establishing a sentinel lymph node mapping algorithm for the treatment of early cervical câncer. Gynecol Oncol 2011.

desnecessárias. Um estudo prospectivo multicêntrico realizado por Bats AS *et al.*[17] avaliou o valor diagnóstico de biópsia de congelação e citologia por *imprint* do linfonodo sentinela em câncer inicial de colo uterino em 102 das 139 pacientes (73,4%) e comparou o resultado com a histologia final e imunoistoquímica. O método de congelação ou citologia por *imprint* detectou apenas cinco linfonodos comprometidos (confirmados como macrometástases na histologia final), comparados a 22 linfonodos comprometidos na histologia final (17 falso-negativos). A sensibilidade por linfonodo do método foi de apenas 20,7% e um valor preditivo negativo de 93%, mostrando que a biópsia de congelação e citologia por *imprint* tem um fraco valor diagnóstico, principalmente nas micrometástases e células tumorais isoladas, além de danificar tecido para uma posterior detecção de metástase pela técnica de *ultrastaging*/IHQ.

Os principais fatores associados a resultados de falso-negativos são detecção unilateral, tumores > 2 cm e localização do LnS no paramétrio. Apesar de dados divergentes quanto ao tamanho do tumor, na revisão de literatura de Rob *et al.*,[18] tumores < 2 cm a sensibilidade foi de 100% e a taxa de detecção de 95%, comparadas com 89% e 80% respectivamente nas lesões > 2 cm. Entretanto, no estudo de Dostálec *et al.*[19] as taxas de detecção bilateral e de falso-negativo não diferiram nos subgrupos de pacientes com tumores de 2 cm, 2-3,9 cm, e ≥ 4 cm [(79%, 83%, 76%) (P = 0,460) e (0,9%, 0,9%, 0,0%; P = 0,999)].

O papel do PET-CT no rastreamento de metástases linfonodais de colo uterino tem sido assunto de debate. Papadia *et al.*[20] avaliaram dados retrospectivos do uso combinado de PET-CT e PLnS em 60 pacientes com CA de colo uterino EC A1 com IVL até IIA e mostraram aumento significativo da sensibilidade (100% CI 95% 0,92-1) e VPN (100% CI 95% 0,89-1), concluindo que o PET CT é um exame que pode ser utilizado na identificação de linfonodos metastáticos, principalmente em lesões > 2 cm e em pacientes com IMC elevado, em que a identificação do LnS no campo cirúrgico torna-se dificultada pelo tecido adiposo.

Outro ponto a ser comentado é o custo-efetividade das modalidades de avaliação linfonodal. Brar H *et al.*[21] avaliaram a efetividade em conjunto com o impacto econômico, bem como das morbidades associadas à histerectomia radical com a LP, PLnS com Tc99, PLnS com Tc99 e corante azul, e PLnS com ICG (como estratégia exploratória) em pacientes com tumores iniciais de colo uterino até 2 cm. Foram estimados custos médicos diretos, anos de vida ajustados à qualidade (QALYs) e anos de vida absolutos (ALYs). O horizonte de tempo para o estudo foi de 5 anos. Como conclusão do estudo, a PLnS utilizando Tc99 e tintura azul com *ultrastaging* foi considerada a estratégia mais rentável em relação à sobrevida livre de recorrência e de morbidade em 5 anos. Embora incluída apenas como análise exploratória nesse estudo, a PLnS com ICG teve o potencial de ser a estratégia mais rentável.

O maior estudo que avaliou sobrevida livre de recorrência dos dois métodos foi conduzido por Lennox e Covens[22] em um grupo de 1.188 pacientes com câncer do colo do útero 1A2-1B2 (LP-1078 e PLnS-110). O resultado não mostrou diferença de sobrevida em 2 e 5 anos entre os grupos (95% × 97% e 92% × 93% respectivamente), embora com maior morbidade no grupo submetido à LP [tempo cirúrgico (2,8 × 2 h, p < 0,002), perda sanguínea (500 × 100 mL, p < 0,001), transfusão (23% × 0%, p < 0,001) e infecção pós-operatória (11% × 0% p = 0,001)]. Avaliando os sítios de recidiva em pacientes submetidas à PLnS (manguito vaginal, septo retovaginal e retossigmoide), fica claro que essas recorrências não estavam associadas a linfonodos comprometidos não detectados. O tempo mediano de recorrência foi de 24 meses para o grupo de PLnS e de 15 meses para o grupo de LP (p = 0,61). Apenas profundidade de invasão, IVL e histologia foram preditores de sobrevida livre de recorrência. Com isso, o trabalho concluiu que uma PLnS negativa não está associada a uma diferença de SLR quando comparada à linfadenectomia pélvica negativa.

O National Comprehensive Cancer Network Guideline (NCCN), versão 2018, já considera a PLnS com *ultrastaging* uma opção nos tumores IA1 com IVL a IIA1 e linfadenectomia sistemática quando não mapeado, além da ressecção de linfonodos suspeitos, independente do mapeamento.[23]

A biópsia de LnS tem sido associada a uma redução de risco absoluto de 20% na morbidade cirúrgica, 13% para sintomas neurológicos pós-operatórios precoces e 33% para linfedema, comparado à LP.[11] Então, como devemos conduzir pacientes com tumores iniciais? Quando devemos começar a adotar uma nova técnica como padrão? Se não há estudos clínicos disponíveis, temos o dever de conduzir da forma que consideramos mais correta, incluindo a minimização da morbidade, se podemos obter eficácia semelhante.

Em algumas situações, mesmo após estudos definitivos, temos dificuldade ou resistência para mudanças. Todavia, adotamos novos procedimentos como padrão sem estudos mais robustos estarem nem sequer completos. No caso da PLnS para colo uterino, muitos centros já adotaram essa prática, dentro de protocolos institucionais, por se mostrarem viáveis, acurados e seguros em estudos de series. Provavelmente, novos estudos não sejam mais necessários para a mudança de paradigma, e sim aceitação pela maioria. No entanto, a incorporação de uma nova técnica demanda tempo, planejamento, curva de aprendizado e segurança por parte dos profissionais, fatores estes primordiais para que a PLnS venha a ser aceita como "novo padrão-ouro".

Referências bibliográficas

1. Frumovitz M, dos Reis R, Sun CC, et al. Comparison of total laparoscopic and abdominal radical hysterectomy for patients with early-stage cervical cancer, Obstet. Gynecol. 2007;110:96-102.

2. Cabanas RM. An approach for the treatment of penile carcinoma. Cancer.1977;39:456-46.6.

3. Bats AS, Clément D, Larousserie F, et al. Sentinel lymph node biopsy improves staging in early cervical cancer. Gynecol Oncol 2007;105:189-193.

4. Van Trappen PO, Gyselman VG, Lowe DG, et al. Molecular quantification and mapping of lymph node micrometastases in cervical cancer. Lancet 2001;357:15-20.

5. Levenback C, Coleman RL, Burke TW, et al. Lymphatic mapping and sentinel node identification in patients with cervix cancer undergoing radical hysterectomy and pelvic lymphadenectomy, J. Clin. Oncol. 2002;20:688-693.

6. Cibula D, Abu-Rustum NR, Dusek L, et al. Bilateral ultrastaging of sentinel lymph node in cervical cancer: lowering the false-negative rate and improving the detection of micrometastasis. Gynecol Oncol. 2012;127:462-466.

7. Salvo G, Ramirez PT, Levenback CF, et al. Sensitivity and negative predictive value for sentinel lymph node biopsy in women with early-stage cervical cancer. Gynecol Oncol. 2017 Apr;145(1):96-101.

8. Tax C, Rovers MM, de Graaf C, et al. The sentinel node procedure in early stage cervical cancer, taking the next step; a diagnostic review, Gynecol. Oncol. 2015;139:559-567.

9. Altgassen X, Hertel H, Brandstadt A, et al. Multicenter validation study of the sentinel lymph node concept in cervical cancer: AGO study group, J. Clin. Oncol. 2008;26:2943-2951.

10. Lécuru F, Mathevet P, Querleu D, et al. Bilateral negative sentinel nodes accurately predict absence of lymph node metastasis in early cervical cancer: results of the SENTICOL study. J Clin Oncol. 2011;29:1686-1691.

11. Bats AS, Mathevet P, Buenerd A, et al. The sentinel node technique detects unexpected drainage pathways and allows nodal ultrastaging in early cervical cancer: insights from the multicenter prospective SENTICOL study. Ann Surg Oncol. 2013 Feb;20(2):413-22.

12. Mathevet P, Lecuru F, Magaud L, et al. Sentinel lymph node biopsy for early cervical cancer: Results of a randomized prospective, multicenter study (Senticol 2) comparing adding pelvic lymph node dissection vs sentinel node biopsy only. Abstract Presented for the 2017 Society of Gynecologic Oncology 48th Annual Meeting on Women's Cancer 12 March 2017-15 March 2017.

13. International Validation Study of Sentinel Node Biopsy in Early Cervical Cancer (SENTICOLIII). ClinicalTrials.gov Identifier: NCT03386734.

14. Tax C, Rovers MM, de Graaf C, et al. The sentinel node procedure in early stage cervical cancer, taking the next step; a diagnostic review, Gynecol. Oncol. 2015;139:559-567.

15. Bats AS, Frati A, Froissart M, et al. Feasibility and performance of lymphoscintigraphy in sentinel lymph node biopsy for early cervical cancer: results of the prospective multicenter SENTICOL study. Ann Nucl Med. 2015 Jan;29(1):63-70.

16. Ruscito I, Gasparri ML, Braicu EI, et al. Sentinel node mapping in cervical and endometrial cancer: indocyanine green versus other conventional dyes: a meta-analysis. Ann Surg Oncol. 2016;23:3749-3756.

17. Bats AS, Buénerd A, Querleu D, et al. Diagnostic value of intraoperative examination of sentinel lymph node in early cervical cancer: a prospective, multicenter study. Gynecol Oncol. 2011 Nov;123(2):230-5.

18. Rob L, Robova H, Halaska MJ, et al. Current status of sentinela lymph node mapping in the management of cervical cancer. Expert. Rev. Anticancer. Ther. 2013;13:861-870.

19. Dostálek L, Zikan M, Fischerova D, et al. SLN biopsy in cervical cancer patients with tumors larger than 2cm and 4cm, Gynecol Oncol 2018, Mar;148(3):456-460.

20. Papadia A, Gasparri ML, Genoud S, et al. The combination of preoperative PET/CT and sentinel lymph node biopsy in the surgical management of early-stage cervical cancer. J Cancer Res Clin Oncol. 2017 Nov;143(11):2275-2281.

21. Brar H, Hogen L, Covens A. Cost-effectiveness of sentinel node biopsy and pathological ultrastaging in patients with early-stage cervical cancer. Cancer. 2017 May 15;123(10):1751-1759.

22. Lennox GK, Covens A. Can sentinel lymph node biopsy replace pelvic lymphadenectomy for early cervical cancer? Gynecol Oncol. 2016;Jan;144(1):16-20.

23. National Comprehensive Cancer Network (NCCN) Clinical Practice Guidelines in Oncology. Cervical Cancer Version 1.2018 – October 25, 2017.

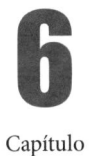

6

Preservação Ovariana em Pacientes Jovens com Câncer do Colo do Útero

Agnaldo Lopes da Silva Filho
Warne Pedro de Andrade
Gabriel Oliveira Bernardes Gil

Introdução

O câncer de colo do útero constitui, em todo o mundo, um sério problema de saúde pública.[1] Em 2012, a incidência mundial foi de 528 mil novos casos e mortalidade de 226 mil casos. As estimativas do Instituto Nacional de Câncer (INCA), para 2018, foram de 16.370 novos casos de câncer de colo do útero no Brasil.[2] A cirurgia de rotina do estágio inicial da doença (estágio IA2-IB) compreende a remoção radical do útero e seus anexos, que resultam em infertilidade e menopausa induzida. O desejo de mulheres sobreviventes com desejo de preservação da fertilidade e função endócrina deve ser levada em consideração.[3] Um plano de abordagem personalizada é fundamental para a seleção segura de pacientes para tratamentos mais conservadores.

Estima-se que até 40% das neoplasias malignas de colo uterino em estágio iniciais sejam diagnosticadas em mulheres jovens que desejam preservar a fertilidade. Nas últimas duas últimas décadas, o tratamento do câncer do colo do útero em estágio inicial evoluiu significativamente nessa faixa etária e várias opções cirúrgicas com preservação da fertilidade, como a traquelectomia simples ou radical, são disponíveis e aceitas como alternativas terapêuticas para o carcinoma de células escamosas (CCE) e adenocarcinomas (ADC) de colo uterino.[4-6]

Menopausa induzida

Além do aspecto da função reprodutiva, a menopausa induzida pela cirurgia, radiação e/ou quimioterapia constitui uma importante questão a ser abordada, uma vez que um número significativo de mulheres com câncer ginecológico será curado e sobreviverá em longo prazo.[4] A menopausa induzida foi o termo sugerido pela Sociedade da Menopausa da América do Norte (NAMS) para definir a cessação da menstruação após ooforectomia bilateral ou ablação iatrogênica da função ovariana resultante de quimioterapia ou radioterapia pélvica.[4]

O início dos sintomas pode ocorrer dias após a ooforectomia e em até 12 semanas após o início da radioterapia pélvica.[7] A sintomatologia da menopausa induzida é geralmente mais intensa do que aquela associada à menopausa natural em virtude do início repentino dos sintomas, idade mais jovem e seus efeitos em problemas físicos e psicológicos comuns de terapia oncológica, como preocupações com imagem corporal e disfunção sexual.[4] Nessas pacientes, a menopausa induzida pode favorecer resultados adversos para a saúde, incluindo doenças cardiovasculares, osteoporose e comprometimento cognitivo. A deficiência estrogênica pode ainda resultar em sintomas vasomotores como secura vaginal, fadiga e mudanças de humor e do sono, afetando negativamente a qualidade de vida.[4,7]

O manejo dos sintomas climatéricos é fundamental para otimizar a qualidade de vida. A estrogenioterapia é considerada o tratamento mais eficaz para sintomas vasomotores, além do benefício em relação à osteoporose e doença cardiovascular.[7] No entanto, a potencial estimulação hormonal desses tumores e o risco de câncer de mama constituem uma preocupação com a segurança da terapia hormonal nessa população. A decisão para indicar ou contraindicar a terapia hormonal em pacientes sobreviventes de câncer deve basear-se nas melhores evidências disponíveis.[4]

Risco de metástase ovariana e recorrência

A preservação ovariana em mulheres na pré-menopausa com CCE em estágio inicial do colo uterino tem sido amplamente aceita desde a publicação de McCall *et al.* em 1958.[8] A European Society of Gynaecological Oncology (ESGO) recomenda que a preservação ovariana deve ser oferecida a pacientes na pré-menopausa com CCE e ADC do tipo usual (relacionado ao papilomavírus humano (HPV)). A salpingectomia bilateral deve ser considerada nesses casos.[9] Segundo o

NCCN, para mulheres pré-menopausadas jovens (< 45 anos) com CCE em estádia inicial que optam pela preservação ovariana, a taxa de metástases ovarianas é baixa.[10]

Recentemente, a segurança da preservação ovariana em ADC se tornou o foco das discussões. A proporção de ADC em relação ao CCE e a todos os cânceres do colo do útero dobrou nos últimos anos.[11] Atualmente, até 20 a 25% de todos os carcinomas cervicais são adenocarcinomas.[12] Além disso, mais de um terço (34,6%) dos pacientes com adenocarcinomas tem cerca de 40 anos e 60,3% têm 50 anos.[13] Dessa forma, em virtude da incidência crescente de lesões glandulares e da idade precoce dos pacientes com essa histologia, a questão da preservação ovariana é de particular importância.

A metástase ovariana visível ou invisível constitui um fator crucial na segurança da preservação ovariana em mulheres jovens com adenocarcinoma cervical quando a cirurgia radical é realizada. Um artigo de revisão, incluindo dez artigos e 1.204 pacientes, avaliaram a frequência de metástase ovariana.[14] A incidência considerando todos os estádios da FIGO foi de 3,7% (variação: 0% a 12,9%), sendo de 2% (variação: 0,8% a 3,2%) nos estádios IB. Não foram evidenciadas recidivas ovarianas em mais de 100 pacientes com ADC (carcinoma *in situ* a IIA FIGO) em um seguimento médio de 56 meses. A preservação ovariana em mulheres jovens com adenocarcinoma em estágio inicial do colo uterino foi considerada segura.

Uma metanálise, incluindo cinco estudos, comparou a incidência de metástases ovarinas em mulheres com ADC e CCE inicial de colo uterino.[15] A incidência de metástase ovarina em pacientes com ADC e CEC em estágio inicial foi de 2 e 0,4%, respectivamente (*odds ratio*: 5,27; Intervalo de confiança de 95%, 2,14 a 13,45). Em 1.427 pacientes com ADC ou CCE do colo do útero (carcinoma *in situ* a IIA FIGO) que se submeteram à histerectomia, não foram observadas recorrências ovarianas após preservação ovariana unilateral ou bilateral em pacientes com ADC em um seguimento de 30 a 68 meses. Dessa forma, os autores concluíram que, embora a incidência de metástase ovarina tenha sido maior no ADC em estágio inicial do que no CCE, a preservação ovarina é segura no ADC em estágio inicial.

Um estudo com base no programa Surveillance, Epidemiology, and End Results, nos Estados Unidos (1998 a 2007), mostrou que a preservação ovariana não teve efeito nas taxas de sobrevida em mulheres jovens com ADC cervical estágio I.[16] Um estudo retrospectivo avaliou o impacto da preservação do ovário no prognóstico de mulheres com ADC inicial de colo uterino.[17] Não houve diferença significativa na sobrevida entre mulheres com salpingo-ooforectomia bilateral em comparação àquelas com preservação ovariana.

O tamanho tumoral, acometimento do espaço linfovascular, metástase linfonodal, invasão do estroma profundo, invasão parametrial, invasão do corpo e a histologia constituem fatores de risco para metástase ovariana e devem ser considerados na decisão de preservar os ovários durante a cirurgia.[15,17] Um estudo mostrou que entre esses fatores de risco, o tamanho tumoral, a invasão parametrial e a invasão do corpo uterino foram associados a uma maior taxa de metástase ovarina em pacientes com ADC.[18] Outro estudo mostrou uma associação do tamanho do tumor (> 4 cm), invasão estromal profunda do colo uterino e metástase linfonodal foram fatores prognósticos independentes associados à sobrevida livre de doença.[17] A metástase linfonodal foi significativamente associada à sobrevida global. A Tabela 6.1 mostra os critérios de seleção pré-operatórios/intraoperatórios propostos para preservação ovariana em pacientes com ADC.

Tabela 6.1. Critérios de seleção pré-operatórios/intraoperatórios propostos para preservação ovariana em pacientes com adenocarcinoma do colo do útero.

Pré-operatório (características do paciente)	• Idade ≤ 45 anos • Pacientes que desejam manter a função ovariana • Sem predisposição familiar ao câncer de ovário
Pré-operatório (características tumorais baseadas em exame clínico e pélvico)	• Estágio FIGO ≤ IB • Tamanho do tumor ≤ 4 cm • Ausência de invasão parametrial • Ausência de invasão do corpo uterino • Ausência de invasão estromal profunda • Sem evidências de metástase linfonodal (TC ou PET-CT) • Ausência de invasão linfovascular (histologia)
Achados intraoperatórios	• Nenhuma evidência de disseminação extrauterina • Nenhuma evidência de metástase linfonodal • Ovários de aspecto normal

Nota: Modificada de Omar & Marie, 2014(14).

Fonte: Omar & Marie, 2014(14).

A preservação ovariana parece não interferir no prognóstico de mulheres com ADC em estágio inicial. A presença de fatores de risco para metástase ovariana deve ser considerada para a tomada de decisão. Sugere-se cautela na preservação ovariana naquelas mulheres portadoras de ADC em estágio inicial e com fatores de risco. Essas mulheres devem receber todas as informações referentes aos riscos e benefícios da conduta adotada.

Efeitos na função ovariana da radioterapia

Os potenciais efeitos colaterais da radioterapia estão comumente relacionados com a área de tratamento. As complicações incluem proctite, cistite, estenose vaginal, fístulas, obstrução intestinal e estreitamento ureteral.[19] Outra consequência da radioterapia pélvica é a falência ovariana precoce, gerando questionamentos a respeito do futuro reprodutivo da paciente e do impacto na qualidade de vida da mulher diante dos sintomas relacionados ao hipoestrogenismo.[3]

A função ovariana está diretamente relacionada com eixo hipotálamo-hipofisário. Ao nascimento, há redução progressiva de, aproximadamente, 2 milhões folículos primordiais para 500 mil na menarca. A partir daí, há uma progressiva perda com a idade até a menopausa.[20] A falência ovariana induzida por radiação é dependente da idade da paciente e da dose recebida pelo ovário. As pacientes mais jovens e ainda possuidoras de maior população folicular nos ovários, no entanto, têm maior possibilidade de recuperação espontânea após a irradiação. A falência ovariana pode apresentar-se, clinicamente, com amenorreia secundária e, laboratorialmente, com hipoestrogenismo e elevação das gonadotrofinas hipofisárias.

Foi demonstrado que a dose para destruir 50% dos folículos primordiais (LD50) é menor que 2 Gy^{37} e 4 Gy já pode produzir infertilidade em um terço das mulheres jovens e quase todas mulheres acima dos 40 anos.[21] Por meio de modelo matemático, propuseram que a dose necessária para causar falência ovariana imediata é menor quanto maior a idade. Com modificações no modelo de Faddy and Gosden, criaram um mecanismo capaz de predizer a falência ovariana de acordo com a idade da paciente e a dose de radioterapia recebida pelos ovários.[22] Nesse modelo, a dose de 16,5 Gy induziria à falência ovariana em uma paciente de 20 anos, assim como a dose de 14,3 Gy em paciente de 30 anos, por exemplo.[23] Alguns autores sugeriram que doses maiores que 6 Gy na irradiação corporal total, em mulheres jovens, induzem a falência ovariana precoce, ao passo que mulheres pré-púberes podem tolerar maiores doses de radiação.[24] Dados de uma grande coorte retrospectiva, de sobreviventes de tumores pediátricos, mostraram que pacientes que receberam doses maiores que 10 Gy nos ovários tiveram maior chance de falência ovariana precoce.[25]

Transposição ovarina

A preservação da função ovárica é um desafio no câncer do colo do útero, em particular nos tumores localmente avançados de estádios 1B a IIB com CCE tratados com RT pélvica.[26] Uma maneira de minimizar alguns dos possíveis efeitos do tratamento oncológico para o câncer do colo do útero seria a transposição ovariana ou ooforopexia.

Esse procedimento é realizado por meio da secção do ligamento útero-ovariano e das trompas, para que os ovários sejam afastados do campo de radiação. São inseridos clipes metálicos nos ovários para posterior confirmação radiológica da posição em que se encontram. Atualmente, a transposição ovariana, também conhecida como ooforopexia, é um procedimento cirúrgico laparoscópico. Os ovários e as trompas de falópio são separados do útero com seus pedículos vasculares intactos e, então, colocados nas fossas ilíacas o mais alto e lateralmente possível. Os ovários transpostos podem ser suturados na calha paracólica lateral até a costela inferior, anterior aos músculos psoas ou nas calhas paracólicas intra-abdominais.[3] Esse procedimento cirúrgico está ligado a várias complicações, incluindo infarto da tuba uterina, formação de cistos ovarianos e dor crônica no ovário. No entanto, ainda não existe consenso em relação à melhor posição na qual devem ser implantados. Um estudo por meio de simulações mostrou que o posicionamento dos ovários, acima de 7 cm ou 10 cm do promontório em sentido cranial, resulta numa perda de função ovariana menor do que 50% ou 20%, respectivamente (Figura 6.1).[27] Não foi evidenciada diferença na preservação ovariana entre as técnicas de radioterapia conformada, radioterapia de intensidade modulada (IMRT do inglês, *Intensity Modulated Radiation Therapy*) e radioterapia modulada por terapia em arco (VMAT do inglês, *Volumetric Modulated Arc Therapy*).[27]

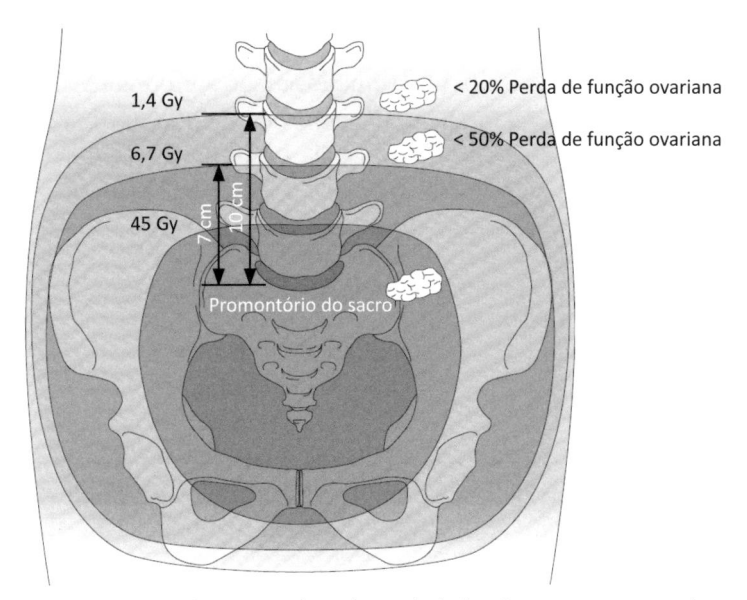

Figura 6.1. Representação esquemática da perda de função ovariana associada à radioterapia.

Nota: As isodoses de radiação são ilustradas por um planejamento clássico de radioterapia pélvica para câncer do colo do útero. Nele, a isodose de 45 Gy, 6,7 Gy e 1,4 Gy é observada e sua posição em relação ao promontório. Os ovários são representados simulando a altura de transposição. Sete centímetros acima do promontório, a dose média era de 6,7 Gy ou menor e a perda de função ovariana seria inferior a 50%; enquanto para ovários posicionados 10 cm acima do promontório, a dose média seria de 1,4 Gy ou menor e a perda de função ovariana seria inferior a 20%.

Fonte: Elaborada pela autoria do capítulo.

Naquelas pacientes com indicação de RT, a transposição ovariana fora do campo de radiação é uma opção de tratamento para preservar a função ovariana com uma taxa de sucesso de 70 a 100%.[28] Apesar da preservação da função endócrina e da qualidade de vida, a preservação da fertilidade e futuras gestações bem-sucedidas após a transposição ovarina permanecem um desafio. Após a cirurgia, as pacientes não são candidatas à concepção natural por meio de retransplante ovariano para a pelve, pois a radiação, as aderências induzidas pela cirurgia e o eventual dano tubário usualmente impossibilitam essa estratégia.[3] Há poucos relatos de casos de fertilização *in vitro* (FIV) bem-sucedida após a coleta transabdominal de oócitos e transferência de embriões resultando em nascimento em mulheres que receberam RT após histerectomia radical e transposição ovariana. Deve-se ainda considerar que os esquemas que incluem RT e QT têm um impacto negativo óbvio na fertilidade.[3] Portanto, as pacientes candidatas à transposição ovariana devem ser selecionadas cuidadosamente.

A transposição ovariana preserva a regularidade do ciclo menstrual sem afetar negativamente a qualidade de vida dos pacientes.[26] A utilidade da transposição ovariana como uma opção efetiva de preservação da fertilidade é dificultada pela baixa taxa de utilização da fertilização *in vitro* e pela falta de avaliação da reserva ovariana após a transposição ovariana. Segundo o NCCN, para preservar a função hormonal intrínseca, a transposição ovariana pode ser considerada antes da RT pélvica para mulheres selecionadas com menos de 45 anos de idade com CCE.[10]

Aspectos relevantes da quimioterapia

O efeito de drogas quimioterápicas na função ovariana varia extensivamente de acordo com a idade e esquemas terapêuticos como tipo, dose, número de ciclos e mecanismo de ação da droga.[3] Os principais agentes quimioterápicos utilizados no câncer ginecológico são agentes alquilantes (ciclofosfamida e ifosfamida), compostos de platina (cisplatina e carboplatina), taxanos (paclitaxel), antraciclinas (doxorrubicina) e antimetabólitos (gemcitabina e 5-fluorouracil). A Tabela 6.2 mostra as principais drogas utilizadas no câncer do colo uterino e o risco de amenorreia associado.

Tabela 6.2. Agentes quimioterápicos utilizados no câncer do colo do útero e risco de amenorreia.

Droga	Células-alvo	Risco de amenorreia
Agentes alquilantes • Ciclofosfamida • Isofosfamida	Folículos não primordiais Folículos primordiais Atresia folicular	Alto
Platinas • Cisplatina • Carboplatina	Oócito	Intermediário
Taxanes • Paclitaxitel	Folículos primordiais Células da granulosa	Intermediário
Antraciclinas • Doxorrubicina	Tecido estromal Células da granulosa	Baixo
Antometabólicos • Gencitabina • 5-fluorouracil	Folículos pré-antral Folículos antrais	Baixo

Fonte: Modificada de De Felice et al., 2018(3).

Considerações finais

Considerando os efeitos deletérios da menopausa induzida sobre a qualidade a longo prazo e a quantidade de vida dos sobreviventes de câncer, sugerimos que a recomendação da salpingo-oforectomia seja revisada no manejo cirúrgico de mulheres na pré-menopausa com diagnóstico de câncer do colo do útero em estágios iniciais. Nos casos de CCE, a preservação ovariana parece ser segura, amplamente aceita e associada a uma baixa taxa de metástases ovarianas. Para mulheres jovens com ADC em estágio inicial (IIA), que têm um forte desejo de preservar seus ovários, recomendamos a preservação ovariana se não houver nenhum fator de risco identificável. Para aquelas mulheres com fatores de risco para metástase ovariana, uma avaliação pré-operatória completa e uma explicação dos riscos e benefícios potenciais devem ser realizadas, além de terapia adjuvante quando indicada e seguimento apropriado.

A transposição ovariana em mulheres com câncer do colo do útero submetidas à quimiorradiação é um procedimento viável que mantém a regularidade menstrual sem impacto negativo na qualidade de vida. No entanto, falta de evidências consistentes em relação à reserva ovariana e da utilização da FIV após esse procedimento.

O aconselhamento em oncofertilidade representa um passo crucial para informar os pacientes com câncer do colo do útero sobre o risco de desenvolver insuficiência ovariana prematura induzida pelo tratamento e infertilidade com as terapias propostas, além de apresentar as diferentes opções disponíveis para preservar a função e fertilidade do ovário.[3]

Referências bibliográficas

1. Siegel RL, Miller KD, Jemal A. Cancer Statistics, 2017. CA Cancer J Clin. 2017;67(1):7-30.

2. Silva. INdCJAGd. Estimativa 2018: incidência de câncer no Brasil. 2018. Disponível em: https://www.inca.gov.br/estimativa.

3. De Felice F, Marchetti C, Di Pinto A, Musella A, Palaia I, Porpora MG, et al. Fertility preservation in gynaecologic cancers. Ecancermedicalscience. 2018;12:798.

4. Del Carmen MG, Rice LW. Management of menopausal symptoms in women with gynecologic cancers. Gynecol Oncol. 2017;146(2):427-35.

5. Plante M. Evolution in fertility-preserving options for early-stage cervical cancer: radical trachelectomy, simple trachelectomy, neoadjuvant chemotherapy. Int J Gynecol Cancer. 2013;23(6):982-9.

6. Silva-Filho AL, Carmo GA, Athayde GR, Assis ME, Almeida RC, Leal RH, et al. Safe fertility-preserving management in gynecological malignancies. Arch Gynecol Obstet. 2007;275(5):321-30.

7. Hinds L, Price J. Menopause, hormone replacement and gynaecological cancers. Menopause Int. 2010;16(2):89-93.

8. Mc CM, Keaty EC, Thompson JD. Conservation of ovarian tissue in the treatment of carcinoma of the cervix with radical surgery. Am J Obstet Gynecol. 1958;75(3):590-600; discussion-5.

9. ESGO-ESTRO-ESP Guidelines for the Management of Patients with Cervical Cancer. Disponível em: https://www.esgo.org/wp-content/uploads/2015/12/ESGO_Cervical-Cancer_A6.pdf.

10. Guidelines®) NCPGiON. Cervical cancer 2018; Version 2.2018 – June 26, 2018. Disponível em: https://www.nccn.org/professionals/physician_gls/pdf/cervical.pdf.

11. Smith HO, Tiffany MF, Qualls CR, Key CR. The rising incidence of adenocarcinoma relative to squamous cell carcinoma of the uterine cervix in the United States-a 24-year population-based study. Gynecol Oncol. 2000;78(2):97-105.

12. Chan PG, Sung HY, Sawaya GF. Changes in cervical cancer incidence after three decades of screening US women less than 30 years old. Obstet Gynecol. 2003;102(4):765-73.

13. Davy ML, Dodd TJ, Luke CG, Roder DM. Cervical cancer: effect of glandular cell type on prognosis, treatment, and survival. Obstet Gynecol. 2003;101(1):38-45.

14. Touhami O, Plante M. Should ovaries be removed or not in (early-stage) adenocarcinoma of the uterine cervix: a review. Gynecol Oncol. 2015;136(2):384-8.

15. Jiao XB, Hu J, Zhu LR. The safety of ovarian preservation in early-stage adenocarcinoma compared with squamous cell carcinoma of uterine cervix: a systematic review and meta-analysis of observational studies. Int J Gynecol Cancer. 2016;26(8):1510-4.

16. Lyu J, Sun T, Tan X. Ovarian preservation in young patients with stage I cervical adenocarcinoma: a surveillance, epidemiology, and end results study. Int J Gynecol Cancer. 2014;24(8):1513-20.

17. Chen J, Wang R, Zhang B, Lin X, Wei J, Jia Y, et al. Safety of ovarian preservation in women with stage I and II cervical adenocarcinoma: a retrospective study and meta-analysis. Am J Obstet Gynecol. 2016;215(4):460 e1- e13.

18. Hu T, Wu L, Xing H, Yang R, Li X, Huang K, et al. Development of criteria for ovarian preservation in cervical cancer patients treated with radical surgery with or

without neoadjuvant chemotherapy: a multicenter retrospective study and meta-analysis. Ann Surg Oncol. 2013;20(3):881-90.

19. Sapienza LG, Gomes MJL, Calsavara VF, Leitao MM, Jr., Baiocchi G. Does para-aortic irradiation reduce the risk of distant metastasis in advanced cervical cancer? A systematic review and meta-analysis of randomized clinical trials. Gynecol Oncol. 2017;144(2):312-7.

20. Faddy MJ, Gosden RG, Gougeon A, Richardson SJ, Nelson JF. Accelerated disappearance of ovarian follicles in mid-life: implications for forecasting menopause. Hum Reprod. 1992;7(10):1342-6.

21. Wallace WH, Thomson AB, Kelsey TW. The radiosensitivity of the human oocyte. Hum Reprod. 2003;18(1):117-21.

22. Faddy MJ, Gosden RG. A model conforming the decline in follicle numbers to the age of menopause in women. Hum Reprod. 1996;11(7):1484-6.

23. Wallace WH, Thomson AB, Saran F, Kelsey TW. Predicting age of ovarian failure after radiation to a field that includes the ovaries. Int J Radiat Oncol Biol Phys. 2005;62(3):738-44.

24. Rodriguez-Wallberg KA, Oktay K. Options on fertility preservation in female cancer patients. Cancer Treat Rev. 2012;38(5):354-61.

25. Chemaitilly W, Mertens AC, Mitby P, Whitton J, Stovall M, Yasui Y, et al. Acute ovarian failure in the childhood cancer survivor study. J Clin Endocrinol Metab. 2006;91(5):1723-8.

26. Salih SM, Albayrak S, Seo S, Stewart SL, Bradley K, Kushner DM. Diminished utilization of in vitro fertilization following ovarian transposition in cervical cancer patients. J Reprod Med. 2015;60(7-8):345-53.

27. Gil GOB. Estratégias para preservação da função ovariana em pacientes com câncer de colo uterino submetidas à radioterapia pélvica: simulações virtuais da transposição ovariana e desenvolvimento de modelo matemático: UNESP; 2018.

28. Wo JY, Viswanathan AN. Impact of radiotherapy on fertility, pregnancy, and neonatal outcomes in female cancer patients. Int J Radiat Oncol Biol Phys. 2009;73(5):1304-12.

Parte 3

Estágio Avançado

7

Capítulo

Linfadenectomia Retroperitoneal Estadiadora no Câncer do Colo do Útero

Audrey Tieko Tsunoda
Bruno Roberto Braga Azevedo
José Clemente Linhares
Renato Moretti Marques

O estadiamento mais utilizado para a avaliação do câncer do colo do útero é o proposto pela Federação Internacional de Ginecologia e Obstetrícia/FIGO. Conforme a última atualização desse sistema, feita em 2018, foi incluída importante informação prognóstica, o status linfonodal.[1] A associação entre imagens adequadas e estadiamento por abordagem cirúrgica pode modificar a avaliação de extensão da doença e, consequentemente, o plano terapêutico e o prognóstico conforme as recomendações e os dados da Sociedade Europeia de Ginecologia Oncológica.[2]

O Capítulo 2 desta obra destina-se a detalhar o estadiamento FIGO, suas aplicações e limitações.

A ressonância nuclear magnética (RNM) oferece a melhor definição de imagem para o tumor primário e sua extensão locorregional. Com relação ao comprometimento locorregional, demonstrou-se que essa modalidade de exame tem grande utilidade como preditor de comprometimento parametrial. O sinal definido como "sinal do halo hipodenso", quando a borda do estroma cervical mostra-se preservada, alcança excelente valor preditivo negativo em relação à invasão parametrial, variando de 90 a 100%.[3,4]

A RNM com contraste e sequência de difusão pode apresentar critérios de predição de resposta ao tratamento combinado de radioterapia e quimioterapia.[5,6]

A tomografia computadorizada (TC) apresenta, na atualidade, excelente resolução para lesões maiores de 5 mm. Entretanto, as limitações para se avaliar o tumor primário são significativas, e, para o *status* linfonodal, oferece sensibilidade e especificidade de 37,5 e 88,8% respectivamente nos casos FIGO IA e IB.[7]

Ao longo das últimas duas décadas, o uso do PET-CT com 18F-fluorodesoxiglicose mostrou-se uma importante ferramenta no estadiamento de pacientes com câncer do colo do útero. A capacidade de identificação da doença, incluindo envolvimento linfonodal à distância e recorrência, é superior quando comparada à tomografia de forma isolada.[8,9]

O PET-CT pode ser considerado o melhor exame da atualidade para se detectar doença linfonodal em atividade.[10,11] Entre os achados publicados, mostram-se as seguintes taxas de especificidade, de falso-positivo, de falso-negativo, de valor preditivo positivo e negativo, respectivamente: 97,6; 2,4; 91,7; 33,3; e 88,2%. Além disso, os índices de captação (SUV) servem como marcador de prognóstico, preditor de resposta terapêutica, risco de recorrência na pelve e sobrevida global associada ao câncer do colo do útero.[12]

A presença de linfonodos pélvicos comprometidos, independentemente do estádio do tumor primário, caracteriza o estádio FIGO 2018 IIIC1, enquanto os para-aórticos comprometidos são IIIC2.

Na presença de linfonodos pélvicos suspeitos para metástases e para-aórticos não captantes ao PET-CT, estima-se que a taxa de falso-negativo para o espaço para-aórtico varia de 12% a 22%.[10]

Em cerca de 33 a 67% das cirurgias estadiadoras em câncer de colo nos estádios IIB a IVA, há detecção de doença mais extensa, com confirmação patológica, que modifica o estádio FIGO para mais avançado.[13] E, portanto, a cirurgia estadiadora foi capaz de modificar o tratamento definitivo (ajustar o campo de radioterapia e quimioterapia) em 7 a 58% dos casos, com média de 33% no único estudo randomizado incluindo mais de 250 pacientes nesse contexto.[14]

Indicação de estadiamento cirúrgico

A indicação de estadiamento cirúrgico deve ser feita por equipe multidisciplinar, para pacientes com câncer do colo do útero, por meio de técnica minimamente invasiva, com intenção de se detectar doença linfonodal para-aórtica, preferencialmente microscópica ou menor de 5 mm. Há um potencial benefício mais significativo para as pacientes que apresentam linfonodos pélvicos suspeitos e para-aórticos negativos nos exames de imagem pré-tratamento.

Técnica cirúrgica

A técnica de abordagem extraperitoneal utiliza incisões anteriores e laterais esquerdas no abdome, com confecção do espaço retroperitoneal extraperitoneal, sem comunicação com a cavidade peritoneal. É importante que se utilize ao menos um trocater-balão de 11 mm, inicial, para se evitar a perda de gás, uma vez que o primeiro acesso é feito com uma incisão de 2 cm, com dissecção digital do espaço. Neste caso, a paciente se encontra posicionada na margem esquerda da mesa cirúrgica, com membro superior esquerdo abduzido, e em decúbito dorsal, sem necessidade de inclinação da mesa. Tem como vantagem principal a facilitação da abordagem ao espaço para-aórtico esquerdo, inclusive sua parte supramesentérica, o que pode ser mais desafiador pela técnica transperitoneal. A abordagem do espaço paracaval, à direita, pode ser complexa nesta técnica, principalmente na presença de variações anatômicas ou linfonodos suspeitos. Ao término da dissecção, é necessário realizar uma ampla incisão peritoneal, para se evitar acúmulo de líquidos neste espaço, que pode se manifestar como linfoceles sintomáticas.[15] Na técnica transperitoneal, o espaço para-aórtico é abordado pela via peritoneal convencional, com os mesmos trocateres de uma abordagem pélvica transperitoneal à francesa (três trocateres de 5 mm alinhados a 2 cm medial e proximal das espinhas ilíacas anterossuperiores, sendo o do hipogástrio a 8 cm distal do trocater central, 11 mm na região umbilical) e, eventualmente com um trocater adicional, suprapúbico, de 11 mm. A paciente é, então, posicionada em Trendelenburg de 20º a 30º, para que seja possível mobilizar as alças intestinais para o abdome superior. Através de uma incisão peritoneal na raiz do mesentério, seguindo os vasos ilíacos comuns direitos, sentido cranial, margeando a lateral esquerda do duodeno, até a identificação da veia renal esquerda, é possível identificar os marcos anatômicos a serem preservados. A suspensão dos bordos dos folhetos peritoneais, através de pontos transperitoneais ou sistemas de suspensão é uma etapa-chave para a melhor.[16] Os ureteres são os limites laterais da dissecção, e a veia renal esquerda é o mais proximal, tradicionalmente.[17] A neuropreservação autonômica é recomendável e deve ser tentada, sempre que possível. Fontes de energia avançada como bisturi ultrassônico e seladora bipolar avançada podem facilitar a execução dessa técnica, bem como reduzir o sangramento e o tempo cirúrgico. Ambas as técnicas podem ser executadas mediante videolaparoscopia convencional, cirurgia robô assistida ou cirurgia por portal único (*single port*), com eficácia comparável. Agentes hemostáticos podem reduzir linfoceles sintomáticas, porém esse benefício ainda permanece controverso.[18] Não é aconselhável o uso rotineiro de drenos, pelo aumento potencial de complicações.[19]

A alta hospitalar geralmente ocorre em 24 a 48 horas da cirurgia, e o tempo médio para início da radioterapia é de 14 dias.[14]

Morbidade e extensão da cirurgia

A morbidade cirúrgica do estadiamento por meio de técnicas minimamente invasiva é baixa e não impacta negativamente no tempo para início do tratamento combinado de radioterapia com quimioterapia.[14]

Com relação às complicações vasculares relacionadas ao procedimento, cabe ressaltar que em até 12% dos casos há variação anatômica entre os vasos retroperitoneais maiores; assim, é fundamental que a equipe cirúrgica esteja familiarizada com o procedimento e tenha revisado as imagens pré-operatórias com radiologista experiente.[20]

A análise de séries com grandes casuísticas na literatura mostra que as taxas de complicações nessa modalidade de cirurgia são baixas. Kohler et al. relatam que esses números são da ordem de 8,7% em relação à taxa de complicação global, com 2,9% no intraoperatório (lesão vascular ou intestinal) e 5,8% de complicações no pós-operatório.[21]

No estudo Uterus-11, em que 255 pacientes foram randomizadas para estadiamento cirúrgico *versus* clínico, a morbidade foi de 6,3%, sem óbitos, e com média de tempo entre a cirurgia e a primeira aplicação de radioterapia de 14 dias.

Ao comparar 56 pacientes submetidas à linfadenectomia inframesentérica *versus* 63 com procedimento até o nível da veia renal esquerda, não houve metástase isolada supramesentérica e não houve diferença quanto ao *status* linfonodal nos dois grupos.[22] Entretanto, o tempo cirúrgico é menor e há uma potencial redução na morbidade no procedimento extraperitoneal e inframesentérico.[23] Para estudos futuros, a artéria mesentérica inferior pode ser considerada um limite proximal adequado da dissecção linfonodal estadiadora em câncer do colo do útero.

Custo-benefício

O custo-benefício de se realizar cirurgia estadiadora em câncer do colo do útero foi estimado em QALY (*quality-adjusted life years*), ao utilizar o modelo de Markov para pacientes com PET-CT negativo nos paraórticos. Numa primeira hipótese, todos receberiam radioterapia externa estendida para espaço para-aórtico. Numa segunda hipótese, pacientes com imagem semelhante seriam submetidas a estadiamento cirúrgico seguido de radioterapia de campo estendido apenas nos casos de positividade no anátomo patológico. Foram consideradas a sensibilidade do PET-CT, as complicações potenciais da cirurgia e as variações de sobrevida. A adição de estadiamento cirúrgico, considerando PET-CT negativo e taxa de falso-negativo de 12%, custaria um incremento de USD 921,00 por paciente e aumento na eficiência de 0,048 QUALY, com incremento de taxa de custo-efetividade (ICER) de USD 19.505/QALY.[24]

Conforme o World Health Report 2002, uma intervenção que custa até três vezes o GDP (*gross domestic product) per capita* para cada ano de vida ajustado para a doença/incapacidade é custo-efetiva. No Brasil, o GDP é de USD 10.888,00 (IBGE/World Bank 2016), e seria considerado custo-efetiva uma intervenção que custe um ICER de até cerca de USD 30.000,00/QALY. Portanto, inclusive no Brasil, neste modelo matemático, o procedimento cirúrgico seria custo-efetivo quando comparado à irradiação profilática.

Ao comparar o custo bruto do procedimento cirúrgico a exames modernos de imagem, apenas a tomografia apresenta custo marcadamente menor do que a cirurgia em pacientes com boa evolução pós--operatória, o mesmo não ocorrendo com RNM e PET-CT.[25]

Potencial impacto na SG e SLD

Em uma análise de 555 pacientes participantes de três estudos do Gynecologic Oncology Group (GOG), houve potencial ganho de sobrevida para pacientes estadiadas cirurgicamente e submetidas à radioterapia de campo estendido (54,3% *versus* 40% em 4 anos).[26] Esse efeito pode ser mais importante principalmente quando o tamanho das metástases linfonodais para-aórticas são menores de 5 mm.[27]

O estudo Uterus-11 é o primeiro estudo randomizado finalizado e publicado até a atualidade. O estudo randomizou 255 pacientes FIGO 2009 IIB a IVA, entre 2009 e 2013, para estadiamento cirúrgico *versus* clínico-radiológico seguidos de radio e quimioterapia combinados. Os grupos foram comparáveis, a taxa de *upstaging* foi de 33% no braço cirúrgico, o seguimento foi de média de 90 meses. A sobrevida livre de doença foi semelhante entre os dois grupos (p = 0,084), porém dentre as pacientes IIB (maior número de casos), houve benefício em prol do estadiamento cirúrgico (HR 0,51, 95% CI 0,30 a 0,86, p = 0,011). Numa análise *ad hoc*, a sobrevida câncer específica foi superior para o braço cirúrgico (HR 0,61, 95% CI 0,40 a 0,93, p = 0,020), porém não houve ganho em termos de sobrevida global. Possivelmente, um estudo incluindo apenas pacientes FIGO 2018 IIIC1 seria o ideal para avaliar o real impacto do estadiamento cirúrgico em câncer de colo localmente avançado.

Conclusões

O estadiamento cirúrgico deve ser realizado com técnica minimamente invasiva, após discussão multidisciplinar.

Está indicado de forma individualizada, para pacientes com câncer do colo do útero localmente avançado, em estádios FIGO 2018 IB3 a IVA, com bom *performance status*, PET-CT sem captação na cadeia para-aórtica (e, preferencialmente, captante na pelve), elegíveis a tratamento combinado de radioterapia e quimioterapia, em instituições com condições de oferecer radioterapia 3D combinada à quimioterapia e braquiterapia.

Há uma chance de cerca de 33% de modificação de plano de tratamento após a cirurgia.

O procedimento parece ser custo-efetivo, em modelos matemáticos.

O estadiamento cirúrgico tem o potencial de melhorar a sobrevida cancer específica, em análise *ad hoc* de estudo randomizado.

O benefício em termos de sobrevida global foi atestado em séries retrospectivas e porém não confirmado no único estudo prospectivo randomizado finalizado e publicado até o momento.

Referências bibliográficas

1. Pecorelli S, Zigliani L, Odicino F. (2009). Revised FIGO staging for carcinoma of the cervix. Int J Gynaecol Obstet 105:107-108.

2. Cibula D, Pötter R, Planchamp F, et al. (2018). The European Society of Gynaecological Oncology/European Society for Radiotherapy and Oncology/European Society of Pathology Guidelines for the Management of Patients with Cervical Cancer. Int J Gynecol Cancer 28:641-655.

3. Gemer O, Eitan R, Gdalevich M, et al. (2013). Can parametrectomy be avoided in early cervical cancer? An algorithm for the identification of patients at low risk for parametrial involvement. Eur J Surg Oncol 39:76-80.

4. Park JJ, Kim CK, Park SY, et al. (2014). Value of diffusion-weighted imaging in predicting parametrial invasion in stage IA2-IIA cervical cancer. Eur Radiol 24:1081-1088.

5. Marconi DG, Fregnani JHTG, Rossini RR, et al. (2016). Pre-treatment MRI minimum apparent diffusion coefficient value is a potential prognostic imaging biomarker in cervical cancer patients treated with definitive chemoradiation. BMC Cancer 16:556.

6. Woo S, Kim SY, Cho JY, Kim SH. (2018). Apparent diffusion coefficient for prediction of parametrial invasion in cervical cancer: a critical evaluation based on stratification to a Likert scale using T2-weighted imaging. Radiol Med 123:209-216.

7. Jung W, Park KR, Lee K-J, et al. (2017). Value of imaging study in predicting pelvic lymph node metastases of uterine cervical cancer. Radiat Oncol J 35:340-348.

8. Atri M, Zhang Z, Dehdashti F, et al (2016). Utility of PET-CT to evaluate retroperitoneal lymph node metastasis in advanced cervical cancer: results of ACRIN6671/GOG0233 trial. Gynecol Oncol 142:413-419.

9. Atri M, Zhang Z, Dehdashti F, et al. (2017). Utility of PET/CT to evaluate retroperitoneal lymph node metastasis in high-risk endometrial cancer: results of ACRIN 6671/GOG 0233 Trial. Radiology 283:450-459.

10. Gouy S, Morice P, Narducci F, et al. (2012). Nodal-staging surgery for locally advanced cervical cancer in the era of PET. Lancet Oncol 13:e212-e220.

11. Scher N, Castelli J, Depeursinge A, et al. (2018). (F)-FDG PET/CT parameters to predict survival and recurrence in patients with locally advanced cervical cancer treated with chemoradiotherapy. Cancer Radiother 22:229-235.

12. Kidd EA, Siegel BA, Dehdashti F, Grigsby PW. (2010). Pelvic lymph node F-18 fluorodeoxyglucose uptake as a prognostic biomarker in newly diagnosed patients with locally advanced cervical cancer. Cancer 116:1469-1475.

13. Tsunoda AT, Marnitz S, Soares Nunes J, et al. (2017). Incidence of histologically proven pelvic and para-aortic lymph node metastases and rate of upstaging in patients with locally advanced cervical cancer: results of a prospective randomized trial. Oncology 92:213-220.

14. Köhler C, Mustea A, Marnitz S, et al. (2015b). Perioperative morbidity and rate of upstaging after laparoscopic staging for patients with locally advanced cervical cancer: results of a prospective randomized trial. Am J Obstet Gynecol 213:503.e1-7.

15. Leblanc E, Narducci F, Hudry D, et al. (2018). Paraortic laparoscopic node dissections. In: Gomes-da-Silveira GG, da Silveira GPG, Pessini SA (eds). Minimally invasive gynecology: an evidence based approach. Springer International Publishing, p. 283-296.

16. Huang M-C, Wang K-L, Chen H-S, et al. (2002). A modified suspension technique for better exposure of the retroperitoneal space during laparoscopic lymphadenectomy. J Am Assoc Gynecol Laparosc 9:531-535.

17. Tsunoda AT, Andrade CEMC, Azevedo BRB, et al. (2018). Transperitoneal para-aortic lymphadenectomy: surgical technique, results, challenges and complications. In: Gomes-da-Silveira GG, da Silveira GPG, Pessini SA (eds). Minimally invasive gynecology. Springer International Publishing, Cham, pp 297-304.

18. Köhler C, Kyeyamwa S, Marnitz S, et al. (2015a). Prevention of lymphoceles using FloSeal and CoSeal after laparoscopic lymphadenectomy in patients with gynecologic malignancies. J Minim Invasive Gynecol 22:451-455.

19. Morice P, Lassau N, Pautier P, et al. (2001). Retroperitoneal drainage after complete Para-aortic lymphadenectomy for gynecologic cancer: a randomized trial. Obstet Gynecol 97:243-247.

20. Mukhtarulina SV, Kaprin AD, Astashov VL, et al. (2013). [Variants of retroperitoneal vascular structure in patients with early-stage cervical cancer who underwent systematic paraaortic and pelvic lymphadenectomy]. Vopr Onkol 59:585-590.

21. Köhler C, Klemm P, Schau A, et al. (2004). Introduction of transperitoneal lymphadenectomy in a gynecologic oncology center: analysis of 650 laparoscopic pelvic and/or paraaortic transperitoneal lymphadenectomies. Gynecol Oncol 95:52-61.

22. Azaïs H, Ghesquière L, Petitnicolas C, et al. (2017). Pretherapeutic staging of locally advanced cervical cancer: Inframesenteric paraaortic lymphadenectomy accuracy to detect paraaortic metastases in comparison with infrarenal paraaortic lymphadenectomy. Gynecol Oncol 147:340-344.

23. Petitnicolas C, Azaïs H, Ghesquière L, et al. (2017). Morbidity of staging inframesenteric paraaortic lymphadenectomy in locally advanced cervical cancer compared with infrarenal lymphadenectomy. Int J Gynecol Cancer 27:575-580.

24. Lee JY, Kim Y, Lee TJ, et al. (2015). Cost-effectiveness of para-aortic lymphadenectomy before chemoradiotherapy in locally advanced cervical cancer. J Gynecol Oncol 26:171-178.

25. Tillmanns T, Lowe MP. (2007) Safety, feasibility, and costs of outpatient laparoscopic extraperitoneal aortic nodal dissection for locally advanced cervical carcinoma. Gynecol Oncol 106:370-374.

26. Gold MA, Tian C, Whitney CW, et al. (2008). Surgical versus radiographic determination of para-aortic lymph node metastases before chemoradiation for locally advanced cervical carcinoma: a Gynecologic Oncology Group Study. Cancer 112:1954-1963.

27. Gouy S, Morice P, Narducci F, et al. (2013). Prospective multicenter study evaluating the survival of patients with locally advanced cervical cancer undergoing laparoscopic para-aortic lymphadenectomy before chemoradiotherapy in the era of positron emission tomography imaging. J Clin Oncol 31:3026-3033.

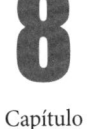

8

Histerectomia Adjuvante após Quimioterapia e Radioterapia em Pacientes com Tumores do Colo do Útero Localmente Avançado

Gustavo Guitmann
Júlia Alencar Leite
Paulo Mora

A radioterapia externa (RT) concomitante à quimioterapia (QT) baseada em platina seguida de braquiterapia (BCT) é considerada o tratamento-padrão (categoria I) para os tumores localmente avançados do colo do útero (estágio FIGO 2018 IB3 – IVA). Múltiplos estudos randomizados demonstram que essa estratégia aumenta significativamente a sobrevida global dessas pacientes.[1,2] Resultados dos estudos Embrace e RetroEmbrace demonstram a eficiência dessa estratégia combinada em relação ao controle pélvico e local com efeitos colaterais aceitáveis.[3,4] No entanto, apesar das vantagens da radioterapia, a sobrevida global em 5 anos nesse grupo de pacientes permanece em torno de 70%.[5] A sobrevida em casos com resposta incompleta à QT/RT é baixa, e a taxa de tumor residual aumenta proporcionalmente com o estágio e fatores de pior prognóstico.

Na tentativa de melhorar o prognóstico nesse grupo de pacientes, múltiplos centros avaliaram a possibilidade de quimioterapia neoadjuvante, mas os resultados são inconsistentes. Uma metanálise que revisou 21 estudos randomizados mostrou que a histerectomia extrafascial após quimioterapia neoadjuvante não melhora a sobrevida nos casos de tumor cervical localmente avançado.[6]

Outra estratégia a fim de melhorar a sobrevida dessas pacientes poderia ser a cirurgia após quimio e radioterapia. No entanto, há poucos estudos randomizados que avaliam a cirurgia neste cenário. A maior parte dos estudos é retrospectiva ou com amostras heterogêneas, sendo controversa a decisão de completar o tratamento oncológico com cirurgia nas pacientes com câncer do colo do útero avançado. Apesar de os *guidelines* atuais não indicarem a histerectomia adjuvante rotineiramente por esta não ter demonstrado até o momento impacto na sobrevida global, a cirurgia pode ser considerada em pacientes selecionadas. O NCCN não tem um consenso em relação a esses critérios de seleção, ainda considerando a cirurgia adjuvante como categoria 3 de evidência. A recomendação do conselho é que a histerectomia adjuvante pode ser uma opção quando a extensão da doença ou a anatomia da paciente impede que seja realizada uma braquiterapia com cobertura adequada.[2] As possíveis vantagens da histerectomia adjuvante seriam a remoção de neoplasia residual e a avaliação histopatológica da resposta ao tratamento. Porém, o tratamento trimodal tem sido associado ao aumento da morbidade e à redução da qualidade de vida, além de abreviar o leque de tratamentos possíveis em uma eventual recidiva.[5]

Uma revisão recente do Cochrane Database concluiu que há dados insuficientes para avaliar se a cirurgia adjuvante agrega benefício na sobrevida das pacientes com câncer cervical avançado.[7]

Alguns estudos e metanálises apontam o benefício da histerectomia adjuvante na presença de doença residual após o tratamento-padrão com QT/RT.[8-12] Mesmo neste cenário, o real benefício oncológico da cirurgia é duvidoso, pois pacientes com doença macroscópica pós QT/RT apresentam um risco mais elevado para progressão de doença extrapélvica e nodal, o que provavelmente não seria evitado com a histerectomia.[8,13]

O estudo americano GOG 71 foi realizado em uma era pré-tratamento combinado com quimioterapia. Keys *et al.* incluíram pacientes com tumores IB2 tratadas com RT/BCT. As pacientes foram então randomizadas entre seguimento ou histerectomia extrafascial. Não houve diferença de sobrevida entre os dois braços, mas o risco de recorrência local foi maior no braço da radioterapia exclusiva. A histerectomia adjuvante pós RT melhorou a taxa de progressão livre de doença em 9% diminuindo a chance de recidiva local.[14] Em 1999, o tratamento concomitante com QT/RT passou a ser considerado padrão para tumores do colo do útero > 4 cm melhorando significativamente os resultados oncológicos neste grupo de pacientes,[1,15] persistindo a dúvida quanto ao real benefício terapêutico da histerectomia adjuvante.

Leguevaque *et al.* mostraram que, mesmo após o tratamento combinado com QT/RT/BCT, a cirurgia adjuvante pode reduzir a recorrência local. Sua análise retrospectiva, publicada em 2011, avaliou 111 pacientes com câncer do colo do útero avançado. A cirurgia foi realizada somente nas pacientes que obtiveram resposta completa ou tumor residual menor do que 50% do tamanho inicial pré-QT/RT/BCT. A cirurgia não melhorou a sobrevida, mas melhorou a taxa de recorrência livre de doença com significância estatística. Os autores concluem que não há consenso quanto à cirurgia adjuvante nesse grupo de pacientes, mas, quando factível, é mais seguro que ela seja proposta.[16]

Já o estudo randomizado fase III francês (GYNECO 02) não observou os mesmos resultados promissores. O estudo, encerrado prematuramente por baixo recrutamento, selecionou 30 pacientes consideradas sem evidência de doença residual (resposta completa clínica, radiológica ou histológica em caso de alteração em exame de imagem) para cirurgia adjuvante (histerectomia radical ou extrafascial). Curiosamente, 11 dessas pacientes tinham doença residual na análise histopatológica. Esse dado pode sugerir que o exame clínico associado à ressonância magnética pode não ser suficiente para a avaliação de resposta pós-QT/RT. No entanto, mesmo com o resultado de aproximadamente um terço dos pacientes com doença residual na análise histopatológica, o estudo não evidenciou melhora da sobrevida ou diferença na progressão livre de doença no braço da histerectomia em pacientes sem evidência de doença macroscópica pós-QT/RT. A maioria das recorrências foi nodal, principalmente para-aórtica. Questiona-se se a taxa de recidiva nodal poderia ser reduzida com o uso do PET-TC e/ou estadiamento nodal retroperitoneal laparoscópico antes do início da QT/RT. O PET-TC agregado ao exame clínico e ressonância magnética para avaliação de doença residual pós-tratamento também pode ajudar na seleção das pacientes para histerectomia adjuvante com ou sem linfadenectomia.[17]

Alguns estudos testaram a possibilidade de substituir a braquiterapia por cirurgia na consolidação do tratamento após QT/RT sem demonstrar superioridade no grupo da cirurgia.[5,18] Um estudo randomizado mexicano avaliou o potencial benefício da histerectomia radical *versus* braquiterapia após quimioterapia (cisplatina e gemcitabina) e radioterapia, porém demonstrou que a histerectomia, mesmo sendo radical, não melhorou a sobrevida. Cetina *et al.* sugerem que a remoção de possível doença residual no colo do útero ou em linfonodos pélvicos não acrescenta para o controle de doença local ou sistêmica. Os autores questionam se doença residual microscópica reflete tumores biologicamente mais agressivos cujo curso natural da doença só poderia ser modificado com tratamentos sistêmicos novos mais efetivos.[18] Similarmente, uma análise retrospectiva italiana, publicada em 2016, avaliou pacientes com FIGO estágio IIIA–IIIB, divididos em dois grupos: quimio e radioterapia com braquiterapia exclusiva *versus* quimio e radioterapia seguida de histerectomia radical e linfadenectomia. Também não encontrou diferença estatística entre os dois grupos em relação ao tempo livre de doença e sobrevida global.[5] Os dados desses estudos foram consistentes com a literatura que apoia que a retirada de tumor residual, em vez de completar o tratamento com braquiterapia, não melhora os resultados. No entanto, são estudos relevantes para demonstrar que apesar da não superioridade da cirurgia, em circunstâncias de recursos escassos e difícil acesso à braquiterapia, a histerectomia radical é factível e deve ser realizada com resultados similares de sobrevida.

Com resultados contraditórios aos estudos mencionados, uma análise retrospectiva alemã também avaliou pacientes com FIGO estágio III encaminhadas para completar o tratamento com BCT ou para histerectomia adjuvante (sem BCT). No grupo das pacientes consideradas sem evidência de tumor residual no exame clínico e ressonância magnética, não houve diferença na progressão livre de doença ou na sobrevida. Já no grupo das pacientes com doença residual, os resultados da progressão livre de doença e sobrevida foram superiores com significância estatística nas pacientes operadas.[19] Apesar de a cirurgia adjuvante ter sido proposta na ausência da braquiterapia, já considerada padrão, esse estudo sugere a importância de se atingir uma resposta completa em pacientes com tumores localmente avançados, estando a doença residual associada a piores resultados.

Além da doença residual após QT/RT, outros fatores prognósticos são estágio inicial, volume tumoral inicial, *status* linfonodal e tipo histológico.[20-22] Yang *et al.* avaliaram, em abordagem retrospectiva, pacientes apenas com adenocarcinoma do colo do útero localmente avançado e concluíram que, neste grupo, a histerectomia adjuvante melhorou os resultados.[21] O adenocarcinoma do colo do útero, quando comparado ao carcinoma escamoso, está associado a uma pior resposta à QT/RT.[22] Outro estudo francês retrospectivo recomenda que a histerectomia extrafascial com linfadenectomia pélvica adjuvante deve ser considerada na presença de fatores de pior prognóstico. Motton *et al.* evidenciaram que, após QT/RT, pacientes sem evidência de tumor residual tiverem uma taxa de recorrência de 19,77% comparada com 65,63% para pacientes com tumor residual > 50%. A mesma tendência foi observada quanto as taxas de sobrevida global. A taxa de insucesso de controle de doença pélvica aumentou de acordo com o estágio: 20 a 30% em EIIB, 40% em EIIIB e em torno de 80% no EIVA. A taxa de recorrência também aumentou de acordo com o tamanho do tumor inicial, sendo de 26,87% para tumores entre 4 e 5 cm comparados com 55% para tumores maiores do que 6 cm.[20]

No entanto, pacientes mal respondedoras ao tratamento inicial com QT/RT têm prognóstico pior independentemente de serem operadas ou não. Um estudo multicêntrico retrospectivo francês mostrou que as pacientes com resposta patológica completa na peça cirúrgica tiveram melhores resultados de sobrevida quando comparadas a pacientes com tumor residual também operadas (88,9% *vs* 54,7%).[23]

Mesmo já pertencendo a um grupo de pior prognóstico, Houvenaghel *et al.* mostraram que pacientes com tumor macroscópico residual, principalmente acima de 2 cm, têm benefício com a cirurgia. A cirurgia pode não ter impacto na sobrevida, mas essas pacientes podem se beneficiar de melhor controle local e de menos dor crônica. Além disso, a presença de tumor residual no colo do útero também está associada a maior chance de metástase linfonodal (~16%).[10]

Até o momento, nenhum estudo randomizado prospectivo mostrou que o tratamento-padrão, seguido de cirurgia, aumenta a sobrevida global para as pacientes com tumores do colo do útero localmente avançado. A metanálise Koreana de 2017 conclui que a histerectomia adjuvante pode reduzir o risco de recorrência, mas com o aumento da morbidade, não devendo a cirurgia ser indicada rotineiramente para essas pacientes. De acordo com essa metanálise, as pacientes submetidas à cirurgia pós-QT/RT tiveram uma incidência de complicações grau 3 ou mais de 26,5%. O risco de complicações trans- ou pós-operatórias depende da radicalidade do procedimento, presença de tumor residual, intervalo de tempo entre a QT/RT até a cirurgia e da experiencia do cirurgião. De fato, a toxicidade da radioterapia pode aumentar quando combinada com outros tratamentos como quimioterapia ou cirurgia. Mesmo quando conduzida por cirurgiões experientes, a dificuldade da cirurgia deve-se principalmente ao edema e a fibroses teciduais pós-radioterapia. A cicatrização pós-operatória também está prejudicada pelos mesmos fatores. Com a evolução de técnicas avançadas em radioterapia, como a IMRT, talvez futuros estudos randomizados possam evidenciar a redução da morbidade cirúrgica pós-radioterapia.[11]

Conclusão

Os dados disponíveis são muito heterogêneos, incluindo pacientes com diferentes tipos histológicos sendo submetidas a diferentes esquemas de quimioterapia e estudos com desenhos variados, dificultado qualquer recomendação formal em relação à cirurgia adjuvante. O consenso até o momento é que pacientes com tumores do colo do útero localmente avançado devem ser tratadas com quimio e radioterapia concomitantes seguidas de braquiterapia. Está claro também que a cirurgia deve ser indicada em três situações: 1) em caso de recorrência local; 2) quando a braquiterapia não é possível (seja pela carência de recursos do local, seja por empecilhos anatômicos da própria paciente); ou 3) quando há resposta incompleta à radioterapia com tumor residual. Em pacientes com doença residual macroscópica ou radiologicamente evidente, a histerectomia deve ser realizada geralmente entre 6 e 8 semanas após a braquiterapia. Certamente, as pacientes com o maior risco para progressão de doença local são aquelas exibindo doença macroscópica residual após o tratamento-padrão. No futuro, seria interessante a criação de um método para identificarmos com acurácia quais pacientes têm doença residual pós-QT/RT e provavelmente se beneficiariam da cirurgia adjuvante.

O tipo de cirurgia que deve ser proposta também não está claro – histerectomia radical com linfadenectomia pélvica e/ou para-aórtica (minimamente invasiva ou aberta) *versus* histerectomia extrafascial com ou sem linfadenectomia. O envolvimento linfonodal pélvico ou para-aórtico está associado a maiores taxas de resistência à radioterapia e redução da sobrevida global mesmo com resposta patológica completa após QT/RT. Talvez a histerectomia radical deva ser considerada no intraoperatório apenas como tática cirúrgica e a linfadenectomia, quando factível e segura, em uma pelve irradiada.

Possivelmente outros fatores de pior prognóstico que estão associados à resposta reduzida à radioterapia e, consequentemente, maiores taxas de tumor residual como o tipo histológico de adenocarcinoma ou tumores *bulky* a partir de 5 cm também possam ser levados em consideração no momento de propor a estratégia trimodal.

Referências bibliográficas

1. Green JA, Kirwan JM, Tierney JF, et al. Survival and recurrence after concomitant chemotherapy and radiotherapy for cancer of the uterine cervix: a systematic review and meta-analysis. Lancet 2001; 358:781-786.

2. National Comprehensive Cancer Network. NCCN Guidelines Version 5.2019 Cervical Cancer. Disponível em: https://www.nccn.org/professionals/physician_gls/pdf/cervical.pdf. Acesso em: 5 out 2019.

3. Mazeron R, Fokdal LU, Kirchheiner K, et al. (2016). Dose-volume effect relationships for late rectal morbidity in patients treated with chemoradiation and MRI-guided adaptive brachytherapy for locally advanced cervical cancer: results from the prospective multicenter EMBRACE study. Radiother Oncol 120:412-419.

4. Sturdza A, Potter R, Fokdal LU, et al. (2016). Image guided brachytherapy in locally advanced cervical cancer: improved pelvic control and survival in RetroEMBRACE, a multicenter cohort study. Radiother Oncol 120:428-433.

5. Fanfani F, Vizza E, Landoni F, de Laco P, Ferrandina G, Corrado G, Gallotta V, Gambacorta MA, Fagotti A, Monterossi G, et al. Radical Hysterectomy after chemoradiation in FIGO III cervical cancer patients versus chemoradiation and brachytherapy: complications and 3-years survival. Eur J Surg Oncol. 2016;42(10):1519-25.

6. Neoadjuvant chemotherapy for locally advanced cervical cancer. Meta-analysis Collaboration. Neoadjuvant chemotherapy for locally advanced cervical cancer: a systematic review and meta-analysis of individual patient data from 21 randomised trials. Eur J Cancer 2003; 39: 2470-2486.

7. Kokka F, Bryant A, Brockbank E, Powell M, Oram D. Hysterectomy with radiotherapy or chemotherapy or both for women with locally advanced cervical cancer. Cochrane Database Syst Rev 2015:CD010260.

8. Azria E, Morice P, Haie-Meder C, Thoury A, Pautier P, Lhomme C, Duvillard P, Castaigne D. Results of hysterectomy in patients with bulky residual disease at the end of chemoradiotherapy for stage IB2/II cervical carcinoma. Ann Surg Oncol. 2005;12(4):332-7.

9. Ota T, Takeshima N, Tabata T, Hasumi K, Takizawa K. Adjuvant hysterectomy for treatment of residual disease in patients with cervical cancer treated with radiation therapy. Br J Cancer. 2008;99:1216-1220.

10. Houvenaeghel G, Lelievre L, Buttarelli M, Jacquemier J, Carcopino X, Viens P, Gonzague-Casabianca L. (2007). Contribution of surgery in patients with bulky residual disease after chemoradiation for advanced cervical carcinoma. European Journal of Surgical Oncology (EJSO), 33(4), 498-503. doi:10.1016/j.ejso.2006.10.011.

11. Shim SH, Kim SN, Chae SH, Kim JE, Lee SJ. Impact of adjuvant hysterectomy on prognosis in patients with locally advanced cervical cancer treated with concurrent chemoradiotherapy: a meta-analysis. J Gynecol Oncol. 2018 Mar;29(2):e25. Disponível em: https://doi.org/10.3802/jgo.2018.29.e25.

12. Shi D, Liang Z, Zhang C, Zhang H, Liu X. (2018). The effect of surgery on the survival status of patients with locally advanced cervical cancer after radiotherapy/chemoradiotherapy: a meta-analysis. BMC Cancer, 18(1). doi:10.1186/s12885-018-4232-x.

13. Touboul C, Uzan C, Mauguen A, Gouy S, Rey A, Pautier P, et al. Survival and prognostic factors after completion surgery in patients undergoing initial chemoradiation therapy for locally advanced cervical cancer. Gynecol Obstet Fertil 2011;39:274-80.

14. Keys HM, Bundy BN, Stehman FB, Okagaki T, Gallup DG, Burnett AF, et al. Radiation therapy with and without extrafascial hysterectomy for bulky stage IB cervical carcinoma: a randomized trial of the Gynecologic Oncology Group. Gynecol Oncol 2003;89:343-53.

15. Chemoradiotherapy for Cervical Cancer Meta-Analysis Collaboration. Reducing uncertainties about the effects of chemoradiotherapy for cervical cancer: a systematic review and meta-analysis of individual patient data from 18 randomized trials. J Clin Oncol 2008; 26:5802-5812.

16. Leguevaque P, Motton S, Delannes M, Querleu D, Soule-Tholy M, Tap G, Houvenaeghel G. Completion surgery or not after concurrent chemoradiotherapy for locally advanced cervical cancer? Eur J Obstet Gynecol Reprod Biol. 2011;155(2):188-92.

17. Morice P, Rouanet P, Rey A, Romestaing P, Houvenaeghel G, Boulanger JC, Leveque J, Cowen D, Mathevet P, Malhaire JP, et al. Results of the GYNECO 02 study, an FNCLCC phase III trial comparing hysterectomy with no hysterectomy in patients with a (clinical and radiological) complete response after chemoradiation therapy for stage IB2 or II cervical cancer. Oncologist. 2012;17(1):64-71.

18. Cetina L, Gonzalez-Enciso A, Cantu D, Coronel J, Perez-Montiel D, Hinojosa J, Serrano A, Rivera L, Poitevin A, Mota A, et al. Brachytherapy versus radical hysterectomy after external beam chemoradiation with gemcitabine plus cisplatin: a randomized, phase III study in IB2-IIB cervical cancer patients. Ann Oncol. 2013;24(8):2043-7.

19. Hass P, Eggemann H, Costa SD, Ignatov A. Adjuvant hysterectomy after radiochemotherapy for locally advanced cervical cancer. Strahlenther Onkol. 2017;193:1048-1055.

20. Motton S, Houvenaeghel G, Delannes M, et al. Results of surgery after concurrent radiochemotherapy in advanced cervical cancer: comparison of extended hysterectomy and extrafascial hysterectomy. Int J Gynecol Cancer. 2010;20:268-275.

21. Yang J, Shen K, Wang J, Yang J, Cao D. (2016). Extrafascial hysterectomy after concurrent chemoradiotherapy in locally advanced cervical adenocarcinoma. Journal of Gynecologic Oncology, 27(4). doi:10.3802/jgo.2016.27.e40.

22. Gerdin E, Cnattingius S, Johnson P, Pettersson B. (1994). Prognostic Factors and Relapse Patterns in Early-Stage Cervical Carcinoma after Brachytherapy and Radical Hysterectomy. Gynecologic Oncology, 53(3), 314-319. doi:10.1006/gyno.1994.1140.

23. Classe JM, Rauch P, Rodier JF, Morice P, Stoeckle E, Lasry S, Houvenaeghel G. Surgery after concurrent chemoradiotherapy and brachytherapy for the treatment of advanced cervical cancer: morbidity and outcome: results of a multicenter study of the GCCLCC (Groupe des Chirurgiens de Centre de Lutte Contre le Cancer). Gynecol Oncol. 2006;102(3):523-9.

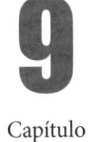

9

Papel da Citorredução Linfonodal antes do Tratamento com Radioterapia e Quimioterapia no Câncer do Colo do Útero Avançado

Renato Moretti Marques
Juliana K. Helito
Donato Callegaro-Filho

Após o processo de carcinogênese, múltiplos eventos ocorrem, propiciando a disseminação tumoral. A propagação do câncer do colo do útero ocorre de forma planimétrica por continuidade e contiguidade, proporcionando importante comprometimento locorregional (paramétrios e a vagina) e disseminação por via linfática. Esta ocorre frequentemente para linfonodos parametriais, obturatórios, ilíacos internos, interilíacos, pré-sacrais e aórticas abaixo da artéria mesentérica. Mais rara e tardiamente, pode-se observar metástases à distância para linfonodos extra-abdominais, pulmões e ossos.

A radioterapia (RT) é considerada o tratamento de escolha nos tumores locorregionalmente avançados (estádios IB3 a IVA, conforme nova classificação da FIGO).[4] Após 1999, a quimioterapia (QT) concomitante à radioterapia foi incorporada ao tratamento. Atualmente, programa-se dose de RT externa atingindo a drenagem linfática possivelmente comprometida (paracervical, obturadora, ilíaca externa e interna, além da região ilíaca comum em estádios mais avançados) com dose de 45 Gy. Apesar de a maior parte dos tumores do colo uterino ser de carcinomas escamosos, conhecidos por sua radiossensibilidade, as taxas de falhas são relacionadas ao estadiamento avançado, desempenho clínico da paciente, taxa de hemoglobina, tempo prolongado de tratamento radioterápico, subestadiamento e subtratamento, volume de doença localmente e das metástases linfonodais. As recorrências, geralmente, são acompanhadas de insucessos do ponto de vista de sobrevida e tendem a ser fatais com baixa qualidade de vida. É nesse cenário que surge o grande desafio pela melhor resposta terapêutica possível tais como quimioterapia neoadjuvante, radioterapia de campo estendido profilaticamente, quimioterapia adjuvante, terapia-alvo antiangiogênica, estadiamento cirúrgico e citorredução linfonodal.

Por muitos anos, o câncer do colo do útero foi considerado a única neoplasia maligna ginecológica cujo estadiamento era não cirúrgico.[5] Por motivos de disponibilidade de recursos, reprodutibilidade e fidedignidade de resultados, o estadiamento proposto pela FIGO não contemplava resultados de exames subsidiários e, consequentemente, o mais importante fator prognóstico, o *status* linfonodal. Acredita-se que taxas próximas a 30% de subestadiamentos, em razão do não diagnóstico de metástases linfonodais pélvicas e para-aórticas, possam a ocorrer quando comparamos o estadiamento clínico com o cirúrgico. As taxas de comprometimento linfonodal são tão mais altas na pelve e na região aórtica quanto maior o volume e extensão local da doença.[6,7] A identificação das metástases linfonodais pode ser feita por exames de imagem com bom valor preditivo positivo (VPP) quando maiores do que 1 cm. No entanto, o valor preditivo negativo (VPN) para gânglios menores do que 1 cm não apresenta valores aceitáveis, principalmente quando não dispomos de tomografia por emissão de pósitrons (PET-CT) com fluordeoxiglicose (FDG). Os valores modestos de sensibilidade, de 47% e 54%, apesar de boa especificidade, 94% e 96%, respectivamente para tomografia e ressonância, credenciam o PET-CT como melhor método para avaliação linfonodal com sensibilidade de 79% e a especificidade de 99%. Entretanto, além de não disponível na maioria dos serviços de ginecologia oncológica, o PET-CT apresenta taxas de falso-negativos de 8% a 15% e de 8,4% a 23%, respectivamente na avaliação linfonodal pélvica e aórtica.[8-10] Recentemente, estudos descrevem melhores taxas de falso-negativos do PET-CT, variando de 4 a 15%.[11,12]

As discrepâncias entre o estadiamento clínico e os dados radiológicos e cirúrgicos se encerraram em 2018, quando a FIGO publicou seu novo sistema de estadiamento. Agora, são contemplados não somente os dados clínicos, mas também os radiológicos (ultrassonografia, tomografia, ressonância e PET) e anatomopatológicos obtidos de biópsias ou produto de cirurgia (Quadro 9.1). Entre as modificações, destaque especial foi dado ao principal fator prognóstico no câncer cervical, as metástases linfonodais pélvicas e retroperitoneais. As metástases linfonodais passam a ser alocadas como estádio IIIC, sendo as pélvicas o estádio IIIC1 e as retroperitoneais (para-aórticos) o estádio IIIC2, com a origem da informação do *status* linfonodal como "r" (advindo da imagem) ou por "p" (patologia), se obtida por biópsia de gânglio suspeito ou estudo histológico de procedimento cirúrgico.[4]

Quadro 9.1. Sistema de estadiamento pela Federação Internacional de Ginecologia e Obstetrícia (FIGO).[11]

	Estadiamento FIGO (2018)
I	O carcinoma é estritamente confinado ao colo uterino (a extensão ao corpo uterino deve ser desconsiderada).
IA	Carcinoma invasivo que pode ser diagnosticado apenas por microscopia, com profundidade máxima de invasão < 5 mm.
IA1	Medida de invasão do estroma < 3 mm em profundidade.
IA2	Medida de invasão do estroma ≥ 3 mm e < 5 mm em profundidade.
IB	Carcinoma invasivo com invasão profunda maior do que ≥ 5 mm (maior do que o estágio IA), lesão limitada ao colo uterino clinicamente visível.
IB1	Carcinoma invasivo ≥ 5 mm de profundidade de invasão estromal e < 2 cm na maior dimensão.
IB2	Carcinoma invasivo ≥ 2 cm e < 4 cm em maior dimensão.
IB3	Carcinoma invasivo ≥ 4 cm na maior dimensão.
II	O carcinoma invade além do colo uterino, mas não se estende para o terço inferior da vagina ou para a parede pélvica.
IIA1	Carcinoma invasivo < 4 cm em maior dimensão.
IIA2	Carcinoma invasivo ≥ 4 cm na maior dimensão.
IIB	Envolvimento parametrial, mas não até a parede pélvica.
III	O carcinoma envolve o terço inferior da vagina e/ou se estende para a parede pélvica e/ou causa hidronefrose ou não funcionamento do rim e/ou envolve linfonodos pélvicos e/ou para-aórticos.
IIIA	O carcinoma envolve o terço inferior da vagina, sem extensão para a parede pélvica.
IIIB	Extensão à parede pélvica e/ou hidronefrose ou rim não funcionante (a menos que seja conhecido por outra causa).
IIIC	Envolvimento linfonodal da pelve e/ou para-aórtico; gânglios linfáticos, independentemente do tamanho e extensão do tumor (com as anotações r e p).
IIIC1	Envolvimento linfonodal da pelve.
IIIC2	Envolvimento linfonodal aórtico.
IV	O carcinoma se estende além da pelve verdadeira ou envolve (comprovada por biópsia) a mucosa da bexiga ou do reto (edema bolhoso não permite que um caso seja atribuído ao estágio IV).
IVA	Invasão de órgãos pélvicos adjacentes; mucosa da bexiga e/ou do reto.
IVB	Metástases à distância.

Fonte: Estadiamento FIGO 2018.

Acredita-se que, apesar dos potenciais riscos inerentes ao ato cirúrgico, a forma mais acurada para a avaliação da doença linfonodal pélvica e aórtica seja a linfadenectomia. O estadiamento cirúrgico linfonodal é prática comum no câncer cervical nos estádios iniciais (IA1 – IB2) em conjunto com a histerectomia/traquelectomia simples ou radical. Nos tumores localmente avançados (FIGO IB3 – IVA), a linfadenectomia previamente ao tratamento radioquimioterápico se reserva a protocolos de pesquisa.

De longa data, diversos autores, nacionais e internacionais, investigam a importância do estadiamento linfonodal cirúrgico na doença avançada, mormente da região para aórtica, melhor classificando as pacientes e, eventualmente, ajustando o tratamento de acordo com o estádio clínico e fatores prognósticos. Descrevem o potencial benefício em sobrevida global e livre de doença com a remoção da doença linfonodal volumosa e modificação da extensão do campo de radioterapia para a região aórtica se comprovada histologicamente a presença de metástases.[6,7,10,13,14,15-17]

Apesar de tecnicamente factível e com pouco atraso para o tratamento radioquimioterápico, média de 10 dias, quando realizado por técnica minimamente invasiva, poucas evidências demonstram real impacto na sobrevida com o estadiamento cirúrgico pré-tratamento. Acresce-se o potencial aumento da morbidade relacionada ao tratamento quando associada linfadenectomia à radioquimioterapia, com ou sem campo estendido.[7,18-20] Autores[21] destacam o potencial benefício em sobrevida livre de progressão e de controle local com a remoção de linfonodos pélvicos e/ou retroperitoneais volumosos, do tipo *bulky*. A racionalidade dessa hipótese advém dos dados retrospectivos de sobrevida semelhante entre pacientes com linfonodos negativos, linfonodos envolvidos microscopicamente e linfonodos macroscopicamente envolvidos que foram removidos por cirurgia;[7] enquanto nenhuma sobrevivente a longo prazo foi relatada entre pacientes com linfonodos macroscópicos não ressecados e que não obtiveram resposta clínica completa. Dessa forma, a redução da doença nodal macroscópica para "resíduo microscópico" justificaria melhores taxas de resposta ao tratamento radioquimioterápico adjuvante com melhor controle local. Da mesma forma, o volume de dose da radioterapia externa, frequentemente, não atinge a dose terapêutica suficiente para esterilizar massas linfonodais em virtude dos riscos de injúria intestinal.

Em estudo avaliando 245 pacientes com câncer cervical escamoso tratadas com radioterapia externa na pelve (com ou sem *boost)* com quimiossensibilização entregue em ciclos semanais de cisplatina (40 mg/m^2), seguida de braquiterapia, 78 pacientes apresentavam linfonodos aumentados, contabilizando um total de 129 linfonodos sugestivos de metástase pelo método de imagem. Tomografia computadorizada era realizada pré-tratamento e logo após a paciente receber os 50 Gy na pelve, assim foram definidos dois grupos de linfonodos: os bons respondedores (< 10 mm pós-50 Gy) e os maus respondedores ($\geq$ 10 mm pós-50 Gy). No grupo de boa resposta, 89 de 92 (96,7%) atingiram controle local; enquanto no de baixa resposta, 28 de 37 linfonodos (75,7%), demonstrando correlação entre taxa de controle e tamanho linfonodal aos 50 Gy. Os autores sugerem que a resposta dos LN à RT é um fator preditivo para recorrência mais significativo do que o tamanho linfonodal pré--tratamento, propondo que aqueles linfonodos com resposta pobre deveriam receber ao menos 58 Gy.[22]

Alguns pontos devem ser considerados na seleção de pacientes que, potencialmente, se beneficiam dessa abordagem tais como grande volume linfonodal, número de metástases, doença à distância, descontrole pélvico da doença e risco estimado de complicações perioperatórias.

A definição de doença linfonodal macroscópica ou doença *bulky* linfonodal não é bem caracterizada. Enquanto alguns estudos descrevem como linfonodo maior do que 1 cm no maior diâmetro, outros descrevem a perda da morfologia, assumindo aspecto ovoide e realce após a infusão de contraste e, amiúde, como conglomerado linfonodal.[8-12] Os linfonodos situam-se em posição peculiar, com estreita relação anatômica com vasos sanguíneos e inervação autonômica e somática. A investigação de evento trombótico de membros inferiores, sinais e sintomas de compressão nervosa ou vascular e exames de imagem (RM ou TC com contraste endovenoso) detalhando essas relações anatômicas permitem estimar o risco de complicações perioperatórias, planejar a técnica cirúrgica e probabilidade de ressecção cirúrgica completa.

Outro ponto a ser destacado é o potencial controle pélvico. Tumores de grande volume fixos à parede óssea têm altíssima probabilidade de não apresentar resposta clinicapatológica completa, podendo progredir locorregionalmente ou mesmo manter o contínuo afluxo de êmbolos neoplásicos para a circulação sistêmica com alta probabilidade de apresentar metástases à distância. Nessa situação, o benefício do *debulking* linfonodal deixa de ter papel.

Conclui-se que o *debulking* de doença linfonodal grosseira no câncer cervical avançado deve ser visto como procedimento útil em situações pontuais, tais como paciente com bom *performance status*, doença localmente avançada com potencial taxa de cura, ausência de doença metastática extra-abdominal ou visceral, doença linfonodal volumosa pélvica e/ou periaórtica com indícios clínicos e radiológicos de ressecabilidade com morbidade aceitável.

Referências bibliográficas

1. Global Cancer Observatory n.d. http://gco.iarc.fr/. Acesso em: 1 jul. 2019.

2. Website n.d. http://www.inca.gov.br/estimativa/2018/sintese-de-resultados-comentarios.asp. Acesso em: 1 jul. 2019.

3. Nogueira-Rodrigues A, Ferreira CG, Bergmann A, de Aguiar SS, Thuler LCS. Comparison of adenocarcinoma (ACA) and squamous cell carcinoma (SCC) of the uterine cervix in a sub-optimally screened cohort: a population-based epidemiologic study of 51,842 women in Brazil. Gynecol Oncol 2014;135:292-6. doi:10.1016/j.ygyno.2014.08.014.

4. Bhatla N, Denny L. FIGO Cancer Report 2018. International Journal of Gynecology & Obstetrics 2018;143:2-3. doi:10.1002/ijgo.12608.

5. Oncology FC on G, FIGO Committee on Gynecologic Oncology. FIGO staging for carcinoma of the vulva, cervix, and corpus uteri. International Journal of Gynecology & Obstetrics 2014;125:97-8. doi:10.1016/j.ijgo.2014.02.003.

6. Dargent D, Ansquer Y, Mathevet P. Technical development and results of left extraperitoneal laparoscopic paraaortic lymphadenectomy for cervical cancer. Gynecol Oncol 2000;77:87-92. doi:10.1006/gyno.1999.5585.

7. Marnitz S, Kohler C, Roth C, Fuller J, Hinkelbein W, Schneider A. Is there a benefit of pretreatment laparoscopic transperitoneal surgical staging in patients with advanced cervical cancer? Gynecologic Oncology 2005;99:536-44. doi:10.1016/j.ygyno.2005.07.005.

8. Uzan C, Souadka A, Gouy S, Debaere T, Duclos J, Lumbroso J, et al. Analysis of morbidity and clinical implications of laparoscopic para-aortic lymphadenectomy in a continuous series of 98 patients with advanced-stage cervical cancer and

negative PET-CT imaging in the para-aortic area. The Oncologist 2011;16:1021-7. doi:10.1634/theoncologist.2011-0007.

9. Hertel H, Köhler C, Elhawary T, Michels W, Possover M, Schneider A. Laparoscopic staging compared with imaging techniques in the staging of advanced cervical cancer. Gynecologic Oncology 2002;87:46-51. doi:10.1006/gyno.2002.6722.

10. Ramirez PT, Jhingran A, Macapinlac HA, Euscher ED, Munsell MF, Coleman RL, et al. Laparoscopic extraperitoneal para-aortic lymphadenectomy in locally advanced cervical cancer1. Cancer 2011;117:1928-34. doi:10.1002/cncr.25739.

11. Bhatla N, Denny L. FIGO Cancer Report 2018. International Journal of Gynecology & Obstetrics 2018;143:2-3. doi:10.1002/ijgo.12608.

12. Vandeperre A, Van Limbergen E, Leunen K, Moerman P, Amant F, Vergote I. Para-aortic lymph node metastases in locally advanced cervical cancer: Comparison between surgical staging and imaging. Gynecol Oncol 2015;138:299-303. doi:10.1016/j.ygyno.2015.05.021.

13. Frumovitz M, Querleu D, Gil-Moreno A, Morice P, Jhingran A, Munsell MF, et al. Lymphadenectomy in Locally Advanced Cervical Cancer Study (LiLACS): phase III clinical trial comparing surgical with radiologic staging in patients with stages IB2–IVA cervical cancer. Journal of Minimally Invasive Gynecology 2014;21:3-8. doi:10.1016/j.jmig.2013.07.007.

14. Marana HRC, dos Reis FJC, de Andrade JM, Poli OB, Tiezzi DG, Zola FE. Estadiamento cirúrgico do Câncer do colo do útero localmente avançado. Revista Brasileira de Ginecologia e Obstetrícia 2005;27:744-9. doi:10.1590/s0100-72032005001200007.

15. Tillmanns T, Patrick Lowe M. Safety, feasibility, and costs of outpatient laparoscopic extraperitoneal aortic nodal dissection for locally advanced cervical carcinoma. Gynecologic Oncology 2007;106:370-4. doi:10.1016/j.ygyno.2007.04.009.

16. Panici PB, Plotti F, Zullo MA, Muzii L, Manci N, Palaia I, et al. Pelvic lymphadenectomy for cervical carcinoma: laparotomy extraperitoneal, transperitoneal or laparoscopic approach? A randomized study. Gynecol Oncol 2006;103:859-64. doi:10.1016/j.ygyno.2006.05.025.

17. Nagao S, Fujiwara K, Kagawa R, Kozuka Y, Oda T, Maehata K, et al. Feasibility of extraperitoneal laparoscopic para-aortic and common iliac lymphadenectomy. Gynecol Oncol 2006;103:732-5. doi:10.1016/j.ygyno.2006.04.026.

18. Gold MA, Tian C, Whitney CW, Rose PG, Lanciano R. Surgical versus radiographic determination of para-aortic lymph node metastases before chemoradiation for locally advanced cervical carcinoma. Cancer 2008;112:1954-63. doi:10.1002/cncr.23400.

19. Brockbank E, Kokka F, Bryant A, Pomel C, Reynolds K. Pre-treatment surgical para-aortic lymph node assessment in locally advanced cervical cancer. Cochrane Database of Systematic Reviews 2013. doi:10.1002/14651858.cd008217.pub3.

20. Köhler C, Mustea A, Marnitz S, Schneider A, Chiantera V, Ulrich U, et al. Perioperative morbidity and rate of upstaging after laparoscopic staging for patients with locally advanced cervical cancer: results of a prospective randomized trial. Am J Obstet Gynecol 2015;213:503.e1-7. doi:10.1016/j.ajog.2015.05.026.

21. Tsunoda AT, Marnitz S, Soares Nunes J, Mattos de Cunha Andrade CE, Scapulatempo Neto C, Blohmer J-U, et al. Incidence of histologically proven pelvic and para-aortic lymph node metastases and rate of upstaging in patients with locally advanced cervical cancer: Results of a Prospective Randomized Trial. Oncology 2017;92:213-20. doi:10.1159/000453666.

22. Wakatsuki M, Ohno T, Kato S, Ando K, Noda S-E, Kiyohara H, et al. Impact of boost irradiation on pelvic lymph node control in patients with cervical cancer. J Radiat Res 2014;55:139-45. doi:10.1093/jrr/rrt097.

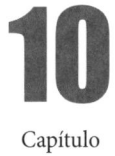

10

Papel do Resgate Cirúrgico após Recidiva do Câncer do Colo do Útero

Mileide Maria de Assunção Sousa
Ricardo dos Reis

Introdução

Em todo o mundo, cerca de 90% dos casos de câncer do colo do útero são encontrados em países de baixa e média renda, onde as medidas de prevenção e sistemas de rastreamento não são eficazes. A maior parte dos casos é diagnosticada em estágios avançados, resultando em menores taxas de sobrevida e mantendo a neoplasia de colo uterino como uma importante causa de mortalidade por câncer em países em desenvolvimento. Nos países desenvolvidos, onde as políticas de prevenção e rastreamento estão bem estabelecidas, a incidência da doença é menor e muitos casos são diagnosticados em fase inicial, o que melhora as taxas de sobrevida. Nos Estados Unidos, a American Cancer Society (ACS) estimou 12.900 novos casos de câncer do colo do útero, em 2015, sendo estimados 4.100 (32%) óbitos pela doença no mesmo ano.[2]

A etiologia do câncer do colo do útero tem sido relacionada com a atividade sexual. O principal fator de risco associado à neoplasia de colo uterino é a infecção pelo vírus HPV (papilomavírus humano), estando presente em mais de 90% dos casos. Outros fatores de risco são tabagismo, início precoce da atividade sexual, múltiplos parceiros sexuais e baixa escolaridade.

O tratamento primário do câncer do colo do útero varia de acordo com o estadiamento da doença. Nos casos de doença inicial (1A1 com invasão linfovascular, 1A2 e 1B1), o tratamento-padrão é a histerectomia radical com linfadenectomia pélvica.[3,4] Nos casos de doença localmente avançada (IB3-IVA) o tratamento-padrão é radioterapia concomitante à quimioterapia baseada em platina.[5-7] A administração concomitante de radioterapia e quimioterapia diminui o risco de recorrência e óbito pela doença em quase 40% nas mulheres com doença localmente avançada, comparado com radioterapia isolada.[8]

A maioria das recorrências ocorrem entre 18 e 24 meses depois do término do tratamento. O risco de recorrência aumenta de acordo com o estadiamento da paciente, sendo estimado em 10% para estádio IB, 17% para IIA, 23% para IIB, 42% para estádio III e 74% para estádio IV.[9] As opções de tratamento para os casos de recorrência de neoplasia de colo uterino são limitadas e o prognóstico é reservado. Reirradiar o mesmo sítio anatômico é contraindicado e a quimioterapia não tem boa efetividade no controle local de tumores localizados em áreas previamente irradiadas em razão da tendência a menor vascularização.[10]

Neste capítulo, discutiremos as opções de tratamento cirúrgico de pacientes com neoplasia de colo uterino recidivada.

Diagnóstico da recidiva

A maioria (80 a 90%) dos pacientes com recidiva apresentará sinais e sintomas que resultam na investigação para confirmação do diagnóstico. Os sintomas podem variar, mas comumente incluem sangramento, dor pélvica, edema, fadiga, perda de peso e corrimento vaginal. Na presença de sintomas suspeitos, deve ser realizada investigação, que inclui exame físico geral e ginecológico completo, assim como exames especiais para auxiliar no diagnóstico. A realização de exame sob sedação pode ser necessária para melhor avaliação e biópsia de áreas suspeitas em casos de doença pélvica mais profunda.[11] O diagnóstico só é confirmado a partir de uma amostra histopatológica, devendo-se evitar apenas citologia. Exames como radiografia de tórax, ultrassonografia de abdome, tomografia de tórax e abdome, ressonância nuclear magnética (RNM) de pelve e PET-CT são exemplos de exames complementares que auxiliam no diagnóstico da recidiva. O uso de cada um deles deve ser avaliado e indicado de acordo com a suspeita clínica e deve-se evitar realizar exames de rotina, pois nenhum grande estudo comprovou benefício em sobrevida nesses casos. Apesar de auxiliarem no diagnóstico, uma revisão sistemática publicada em 2015, concluiu que RNM e PET-CT não conseguiam avaliar de modo adequado a extensão de doença em casos de recidiva de colo uterino, e metade dos casos operados apresentava margens comprometidas na peça cirúrgica final.[12]

Tratamento

As opções de tratamento para pacientes com câncer do colo do útero recidivado são restritas. O tratamento depende do local da recidiva, das condições clínicas da paciente e do tratamento já realizado. Neste capítulo, abordaremos os casos com indicação de tratamento cirúrgico. Os casos de doença disseminada devem ser avaliados pelo oncologista para analisar se há indicação e condições clínicas para realização de quimioterapia paliativa. No caso de doença recidivada na pelve, sem doença à distância, o tratamento cirúrgico tem sido a melhor opção, com melhores taxas de sobrevida.

Os desafios da ressecção cirúrgica incluem a seleção de pacientes, a seleção de um procedimento cirúrgico apropriado, avaliação pré-operatória, cuidados pós-operatórios em longo prazo e reabilitação. Tanto a morbidade cirúrgica como os resultados de sobrevida dependem muito desses fatores. Os casos selecionados devem ser abordados de forma multidisciplinar e a cirurgia deve ser executada por equipes com experiência em cirurgia pélvica.

A histerectomia de resgate tem sido utilizada para casos de lesões pequenas (de preferência menores do que 2 cm)[13] em localização central na pelve, após o tratamento com radioterapia. Em um estudo incluindo 34 pacientes tratadas com histerectomia radical de resgate após radioterapia primária, 24 tinham a doença limitada ao colo uterino. Complicações maiores ocorreram em 44% dos pacientes, incluindo fístulas em 33% dos casos. Das pacientes tratadas com histerectomia radical de resgate, 59% tiveram recidivas em um tempo médio de seguimento de 37 meses. Coleman *et al.* relataram um grupo similarmente selecionado de pacientes com recidivas centrais tratadas por histerectomia radical. Complicações graves da cirurgia ocorreram em 42% das pacientes. Formação de fístulas ocorreu em 28% das pacientes e lesão ureteral em outros 22%.[14]

Em alguns casos, a histerectomia radical de resgate não consegue retirar todo o tumor com segurança, sendo necessária uma ressecção mais ampla em que são retirados o tumor, o útero, a vagina, o trato urinário inferior incluindo bexiga e uretra e retossigmóideo com anastomose primária, se possível. Esse procedimento é denominado "exenteração pélvica total". Nos casos em que não há a ressecção do retossigmóideo, e apenas ressecção do compartimento anterior da pelve, o procedimento se denomina "exenteração pélvica anterior" e, quando a bexiga é preservada, no entanto o compartimento posterior é ressecado, é denominado "exenteração pélvica posterior". Todos os esforços devem ser utilizados para a preservação do máximo de estruturas possíveis, visando menor morbidade sem comprometer a segurança do procedimento (Figuras 10.1 e 10.2).

Desde que Brunschwig e Pierce publicaram seus resultados, em 1965, sobre exenteração pélvica, o procedimento foi se tornando o tratamento de escolha nos casos de recorrência pélvica central, em que foram descartadas doença extrapélvica e acometimento da parede pélvica por exames de imagem.[15,16]

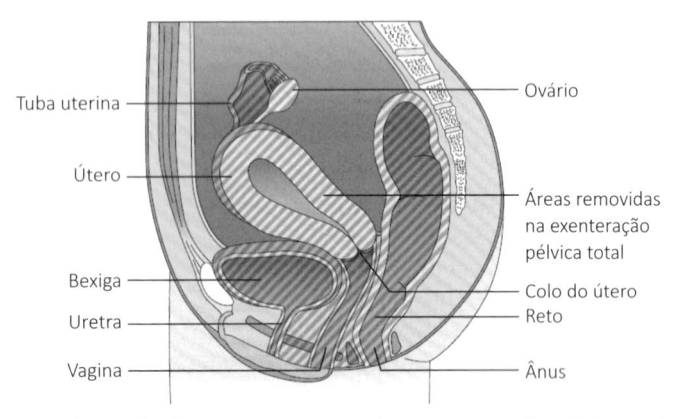

Figura 10.1. Ilustração das estruturas ressecadas na exenteração pélvica total.
Fonte: Desenvolvida pela autoria do capítulo.

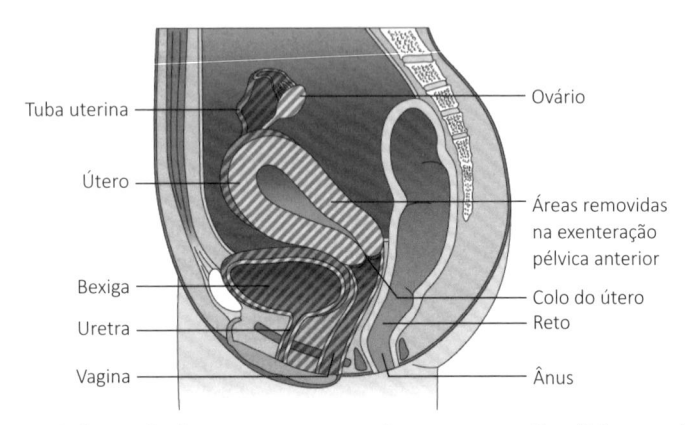

Figura 10.2. Ilustração das estruturas ressecadas na exenteração pélvica anterior.
Fonte: Desenvolvida pela autoria do capítulo.

Alguns critérios devem ser adotados para seleção de pacientes para essa modalidade de cirurgia. Visto o grande porte do procedimento, pacientes com muitas comorbidades, idade avançada e baixa *performance* não devem ser submetidas a tal cirurgia. O local e a extensão da recidiva são alguns dos fatores mais importantes. Exames físico geral e ginecológico completo devem ser realizados para avaliar ressecabilidade. No entanto, o exame ginecológico, muitas vezes, é limitado, visto a profundidade das lesões, dor ao exame, fibrose decorrente do tratamento de radioterapia prévio. O exame sob anestesia é uma opção nesses casos. Os exames de imagem como RNM de pelve são importantes para auxiliar na delimitação da extensão da doença na pelve e na avaliação de ressecabilidade, apesar das suas limitações.

A presença de doença à distância, assim como carcinomatose peritoneal, é uma contraindicação formal à exenteração. Devem ser realizados exames como radiografia simples ou tomografia de tórax e tomografia de abdome para descartar possíveis metástases linfonodais, pulmonares e hepáticas, assim como em outros locais.

Diante de uma condição clínica favorável e sinais de ressecabilidade ao exame físico e a exames de imagem, a paciente deve ser muito bem orientada sobre a cirurgia, perda de órgãos, esfíncteres, alterações na imagem corporal, sexualidade e qualidade de vida, possibilidade de oostomias, riscos e possíveis complicações do procedimento, inclusive óbito.[17]

As complicações pós-operatórias mais comuns são as relacionadas com infecção do oco pélvico (cavitação formada após a retirada das estruturas pélvicas na cirurgia e que facilmente é colonizada no pós-operatório), eventos tromboembólicos, fístulas, infecção do trato urinário e perda da função renal progressiva.

Vários estudos já analisaram os resultados oncológicos após exenteração pélvica. Moutardier *et al.* publicaram uma serie de 50 exenterações para tratamento de neoplasia de colo uterino recorrente. A taxa de mortalidade foi de 9% e morbidade pós-operatória de 44%. Controle local foi obtido em 48% das pacientes e a sobrevida em 5 anos foi de 23%.[18] Outros estudos estimam a sobrevida em 5 anos entre 20 e 40%. Para todas as pacientes com câncer cervical recorrente, a melhor sobrevida foi com exenteração.[17,19,20] Alguns estudos estimam que a sobrevida em pacientes não submetidas à exenteração é de aproximadamente 2% em 2 anos.[21]

Conclusão

O tratamento cirúrgico é a melhor opção em termos de sobrevida para pacientes com neoplasia de colo uterino com recorrência pélvica central comparado às outras opções, no entanto as taxas de sobrevida ainda são baixas e com alta morbidade pós-operatória. A melhor opção para adequado controle e tratamento do câncer do colo do útero continua sendo a prevenção e o diagnóstico precoce, por meio da vacina do HPV e da coleta de citologia oncótica.

Referências bibliográficas

1. Torre LA, Bray F, Siegel RL, et al. Global cancer statistics, 2012, CA Cancer J. Clin. 65 (2) (2015) 87-108.

2. American Cancer Society. Cancer Facts and Figures 2015. Atlanta, GA: American Cancer Society, 2015.

3. Landoni F, Maneo A, Cormio G, Perego P, Milani R, Caruso O, Mangioni C. Class II versus class III radical hysterectomy in stage IB–IIA cervical cancer: a prospective randomized study. Gynecol Oncol. 2001 Jan;80(1):3-12.

4. Shah CA, Beck T, Liao JB, Giannakopoulos NV, Veljovich D, Paley P. Surgical and oncologic outcomes after robotic radical hysterectomy as compared to open radical hysterectomy in the treatment of early cervical cancer. J Gynecol Oncol. 2017 Nov;28(6): e 82.

5. Perez CA, Grigsby PW, Chao KS, et al. Tumor size, irradiation dose, and long-term outcome of carcinoma of uterine cervix. Int J Radiat Oncol Biol Phys. 1998;41(2):307-317.

6. Rose PG, Bundy BN, Watkins EB, et al. Concurrent cisplatin-based radiotherapy and chemotherapy for locally advanced cervical cancer. N Engl J Med 1999;340:1144-53.

7. Peters WA, Liu PY, Barrett RJ, et al. Concurrent chemotherapy and pelvic radiation therapy compared with pelvic radiation therapy alone as adjuvant therapy after radical surgery in high-risk early-stage cancer of the cervix. J Clin Oncol 2000;18:1606-13.

8. Stehman F, Ali S, Keys H, et al. Radiation therapy with or without weekly cisplatin for bulky stage IB cervical carcinoma: follow up of a Gynecologic Oncology Group trial. Am J Obstet Gynecol. 2007;197:503.e1-e6.

9. Peiretti M, Zapardiel I, Zanagnolo V, Landoni F, Morrow CP, Maggioni A. Management of recurrent cervical cancer: a review of the literature. Surg Oncol 2012;21:e59-66.

10. Marnitz S, Kohler C, Muller M, Behrens K, Hasenbein K, Schneider A. Indications for primary and secondary exenterations in patients with cervical cancer. Gynecol Oncol 2006;103:1023-30.

11. Dreyer G, Snyman LC, Mouton A, Lindeque BG. (2005). Management of recurrent cervical cancer. Best Pract Res Clin Obstet Gynaecol. 2005 Aug;19(4):631-44. Epub 2005 Apr 9.

12. Sardain H, Lavoue V, Redpath M, et al. Curative pelvic exenteration for recurrent cervical carcinoma in the era of concurrent chemotherapy and radiation therapy. A systematic review. Eur J Surg Oncol. 2015 Aug;41(8):975-85.

13. Rubin SC, Hoskins WJ, Lewis Jr JL. Radical hysterectomy for recurrent cervical cancer following radiation therapy. Gynecol Oncol 1987; 27:316.

14. Coleman RL, Keeney ED, Freedman RS, et al. Radical hysterectomy for recurrent carcinoma of the uterine cervix after radiotherapy. Gynecol Oncol 1994;55:29-35.

15. Brunschwig A & Pierce V. Necropsy findings in patients with carcinoma of the cervix: implications for treatment. Am J Obstet Gynecol 1948;56:1134.

16. Brunschwig A. What are the indications and results of pelvic exenteration? JAMA 1965;194:274.

17. Salom EM, Penalver MA. Pelvic exenteration and reconstruction. Cancer J 2003; 9: 415-424.

18. Moutardier V, Houvenaeghel G, Martino M, et al. Surgical resection of locally recurrent cervical cancer: a single institutional 70 patient series. Int J Gynecol Cancer 2004; 14: 846-851.

19. Rutledge FN, Smith JP, Wharton JT, et al. Pelvic exenteration: analysis of 296 patients. Am J Obstet Gynecol 1977;129:881.

20. Selman AE, Copeland LJ. Surgical management of recurrent cervical cancer. Yonsei Med J 2002; 43: 754-76.

21. Crawford, RAF, Richards, PJ, Reznek, RH, et al. The role of CT in predicting the surgical feasibility of exenteration in recurrent carcinoma of the cervix. Int J Gynecol Cancer 1996, 6, 231-234.

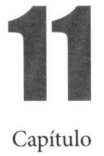

11
Capítulo

Quimioterapia Neoadjuvante no Câncer do Colo do Útero

Maria Del Pilar Estevez Diz
Vanessa da Costa Miranda

Introdução

O câncer do colo do útero é o terceiro câncer mais frequente entre as mulheres, precedido pelo câncer de mama e o câncer colorretal. Estimaram-se mais de 16 mil novos casos novos em 2018 conforme dados do INCA.[1] Em países desenvolvidos, observamos redução gradativa de sua incidência com os programas de rastreamento e com o advento das vacinas contra HPV. Entretanto, em países subdesenvolvidos e em desenvolvimento, onde o acesso aos programas de rastreamento e a estas vacinas é limitado, a incidência desta patologia ainda é muito alta.[2]

O câncer cervical tem alta mortalidade. Pacientes com doença localmente avançada (estádio clínico – EC: IB2 a IVA) apresentam risco de recorrência de até 30% quando submetidas à cirurgia exclusiva. A taxa de sobrevida em 5 anos é de 30 a 40% quando EC III, enquanto pacientes com EC IB apresentam taxa de sobrevida em 5 anos de 80%.[3,4]

Diante do alto risco de recorrência e morte das pacientes com tumores localmente avançados, o uso de quimioterapia neoadjuvante (QT-neo) tem se tornado uma opção atrativa. A QT-neo poderia ser capaz de eliminar micrometástases e reduzir o tamanho do tumor primário, facilitando a ressecção cirúrgica e diminuindo a necessidade de tratamento radioterápico adjuvante.[5,6] Além disso, devemos ressaltar que em diversos países subdesenvolvidos e em desenvolvimento não há fácil acesso à radioterapia (RDT),[7] e esse fato também torna a quimioterapia neoadjuvante ainda mais atrativa.

Não existe esquema de quimioterapia-padrão no cenário neoadjuvante. Especialistas no assunto escolhem o tratamento de acordo com o conhecimento oriundo do cenário paliativo. Nesse contexto, o uso da quimioterapia proporciona taxas de resposta que variam entre 25 e 30% com os *doublets* de platina.[8] O uso de três drogas pode ser considerado em alguns casos, porém com aumento importante de toxicidade.[9] O uso de terapia alvo ainda foi pouco explorado neste cenário.

Papel da quimioterapia neoadjuvante no câncer do colo do útero em pacientes submetidas à radioterapia

Em 1991, Souhami *et al.* desenharam um estudo que incluiu 107 pacientes com câncer do colo do útero EC IIIB e randomizou-as para o tratamento com RDT exclusiva *versus* quimioterapia neoadjuvante com três ciclos de bleomicina, vincristina, mitomicina e cisplatina seguida de RDT definitiva. Neste estudo, o grupo que recebeu QT-neo apresentou pior desfecho em taxa de sobrevida global (SG) em 5 anos: 39% para o braço da RT e 23% para o braço da QT-neo (p = 0,02). Além disso, o braço da QT-neo apresentou aumento significativo de toxicidade.[10]

Também dentro deste contexto, dois outros estudos avaliaram o papel da QT-neo (2 a 3 ciclos bleomicina, ifosfamida e cisplatina) em pacientes com tumores de colo uterino localmente avançado (EC IIB a IVa), seguida de RDT definitiva. Estes estudos não evidenciaram diferença em SG e sobrevida livre de progressão (SLP) com a adição de QT-neo quando comparada ao tratamento de RDT definitiva exclusiva.[11]

A fim de avaliar pacientes com câncer do colo do útero localmente avançado, um estudo australiano avaliou o papel da QT-neo com a combinação de cisplatina e epirrubicina (três ciclos), seguida de RDT *versus* RDT exclusiva. Neste estudo, 260 pacientes foram randomizadas e, apesar de as pacientes do grupo da QT-neo apresentarem resposta tumoral em 63% dos casos, elas apresentaram piores desfechos em sobrevida global e taxa de controle local em comparação ao tratamento com RTD exclusiva.[12]

Uma metanálise avaliou o papel do tratamento neoadjuvante, com quimioterapia, seguido de RTD quando comparado à RDT exclusiva. Este trabalho mostrou resultados conflitantes e grupos com heterogeneidade estatística: pacientes que foram tratadas com ciclos curtos (intervalos menores do que 14 dias) e doses maiores de cisplatina (mais de 25 mg/m^2

por semana) mostraram tendência à vantagem em SG (sem significância estatística). Entretanto, tratamentos neoadjuvantes com ciclos mais longos e menor dose – intensidade de cisplatina mostrou detrimento em SG quando comparada ao tratamento exclusivo com RTD.[13] A presença de um braço controle obsoleto (RDT isolada, em vez de quimiorradioterapia com cisplatina), diferenças importantes nos esquemas quimioterápicos utilizados e estudos com baixo poder estatístico são algumas das principais críticas aos estudos incluídos nesta metanálise (Tabela 11.1).

Uma hipótese que poderia justificar os resultados desanimadores com o uso da QT-neo seguida de RDT exclusiva seria a hipótese de que a quimioterapia poderia selecionar os clones resistentes à RDT.[14] Além de que a RDT isolada tem se tornado obsoleta em pacientes com câncer do colo do útero localmente avançado, uma vez que o tratamento combinado com cisplatina e RDT demonstrou ganho em sobrevida global e sobrevida livre de progressão quando comparado a RDT exclusiva.[15-16] Acredita-se que esta seleção de clones resistentes à RDT poderia ser eliminada caso estas pacientes fizessem o tratamento QT-neo seguido de cirurgia.

Tabela 11.1. Estudos de pacientes com carcinoma de colo uterino que compara radioterapia exclusiva a esquema de quimioterapia neoadjuvante seguida de radioterapia.

Autor/ano de publicação	Número de pacientes/ estádio clínico	Braço experimental	Braço-padrão	Desfecho
Tattersall et al., 1995[12]	260 pts EC IIb e IVa	CDDP, epirubicina × 3 ciclos-> RDT	RDT exclusiva	Grupo QT-neo apresentou mais recidiva local e menor SG (p = 0,02)
Kumar et al./1998[11]	220 pts (2 estudos) EC IIB a IVa	bleomicina, ifosfamida, CDDP × 2-3 -> RDT	RDT exclusiva	QT-neo resulta em alta de resposta. Sem diferença em SG e SLP
Sardi et al., 1996[17]	155 pts EC IIIB	Vincristina, bleomicina e cisplatina 3 -> RDT	RDT exclusiva ou cirurgia	SG em 4 anos: • 37% RDT • 53% QT-neo • 63% cirurgia
Chauvergne et al., 1993[18]	151 pts EC IIB- III	Metrotrexate, clorambucil, vincristina e cisplatina × 2 – 4 ciclos -> RDT	RDT exclusiva	SG • 42 meses QT-neo • 45 meses RDT NS

(continua)

Tabela 11.1. Estudos de pacientes com carcinoma de colo uterino que compara radioterapia exclusiva a esquema de quimioterapia neoadjuvante seguida de radioterapia.
(continuação)

Autor/ano de publicação	Número de pacientes/ estádio clínico	Braço experimental	Braço-padrão	Desfecho
Souhami et al., 1991[10]	107 pts EC IIIB	Bleomicina, vincristina, mitomicina e cisplatina × 3 ciclos-> RDT	RDT exclusiva	SG em 5 anos: • 39% RDT • 23% QT-neo (p = 0,02)
Herod et al./2000[19]	172 pts tumor inoperável	Bleomicina, ifosfamida e CDDP × 3 ciclos -> RDT	RDT exclusiva	Não há diferença de SG em ambos os grupos
Tattersall et al., 1992[20]	71 pts, EC IIb-IVa	CDDP, vimblastina e bleomicina × 1-2 ciclos-> RDT	RDT exclusiva	Não há diferença de SG em ambos os grupos
Chiara et al., 1994[21]	64 pts, EC IIB-III	CDDP × 2 ciclos -> RDT-> 4 ciclos pós-RDT	RDT exclusiva	Não há diferença de SG e taxa de resposta em ambos os grupos
Sundfor et al., 1996[22]	94 pts, EC IIIB e IVA	5FU + CDDP × 3 ciclos-> RDT	RDT exclusiva	Não há diferença de SG, controle local e à distância em ambos os grupos
Symonds et al., 2000[23]	204 pts EC IIB a IVA	CDDP e metrotexate × 3 ciclos-> RDT	RDT exclusiva	Não há diferença de SG em ambos os grupos
Leborgne et al., 1997[24]	86 pts, EC IB a IVa	CDDP, vincristina, bleomicina-> RDT	RDT exclusiva	Não há diferença de SLP em nenhum dos grupos
Tabata et al., 2003[25]	61 pts, EC IIIB a IVa	Bleomicina, vincristina, mitomicina e cisplatina × 3 ciclos-> RDT	RDT exclusiva	SG e recorrência à distância em 5 anos não foi diferente entre os dois braços
Sardi et al., 2002[26]	295 pts, EC IIB	Cirurgia + RDT adjuvante ou QT-neo + RDT ou QT-neo + cirurgia + RDT	RDT exclusiva	Estudo com 4 braços. SG em 7 anos foi de: • QT-neo + cir = 65% • QT-neo + RDT = 54% • RDT = 48% • Cir = 41% Não houve diferença em SG entre os grupos RDT exclusiva e QT-neo seguida de RDT

CDDP: cisplatina; cir: cirurgia; EC: estádio clínico; pts: pacientes; QT-neo: quimioterapia neoadjuvante; RDT: radioterapia; SG: sobrevida global; SLP: sobrevida livre de progressão.
Fonte: Elaborada pela autoria do capítulo.

Papel da quimioterapia neoadjuvante no câncer do colo do útero em pacientes submetidas à cirurgia

O papel da QT-neo seguida de cirurgia também apresenta resultados conflitantes (Tabela 11.2). Apesar de a publicação do estudo argentino, que randomizou 205 pacientes para cirurgia de Wertheim-Meigs acompanhada de RDT adjuvante (caso necessária) *versus* QT-neo com cisplatina, vincristina e bleomicina seguido do tratamento cirúrgico, mostrar que o grupo que recebeu tratamento neoadjuvante apresentou aumento em sobrevida global naquelas com tumor EC IB maior de 4 cm.[27] Um estudo similar que avaliou pacientes com tumores IB (*bulky*, maior do que 4 cm), randomizando-as para tratamento cirúrgico exclusivo *versus* neoadjuvância com vincristina e cisplatina seguido de cirurgia, não mostrou aumento de SG e nem de taxa de recorrência.[28]

Tabela 11.2. Estudos de pacientes com carcinoma de colo uterino que compara cirurgia exclusiva a esquema de quimioterapia neoadjuvante seguida de cirurgia.

Autor/ano de publicação	Número de pacientes/ estádio clínico	Braço experimental	Braço-padrão	Desfecho
Sardi *et al.*, 1997[27]	205 pts, EC IB (> 2 cm)	CDDP, vincristina, bleomicina × 3 ciclos -> Wertheim-Meigs + RDT adjuvante	Wertheim-Meigs + RDT adjuvante	QT-neo melhorou SG por aumentar operabilidade em tumores > 4 cm
Cai *et al.*, 2006[30]	107 pts, EC IB	CDDP, 5FU × 2 ciclos -> cirurgia	Histerectomia radical tipo III + linfadenectomia	QT-neo aumentou a SG quando comparada à cirurgia isoladamente
Katsumata *et al.*, 2006[31]	134 pts, ECIB2 a IIB	Bleomicina, vincristina, mitomicina, CDDP × 2 a 4 ciclos -> cirurgia	Histerectomia radical	QT-neo não aumentou sobrevida global, porém reduziu a indicação de RDT adjuvante
Eddy *et al.*, 2007[28]	291 pts, EC IB bulky	CDDP, vincristina × 3 ciclos -> cirurgia	Histerectomia radical tipo III + linfadenectomia	QT-neo não trouxe diferença em SG e nem em taxa de recorrência
Chen *et al.*, 2008[32]	142 pts, EC IB2 a IIB	CDDP, 5FU, mitomicina × 2 a 3 ciclos -> cirurgia	Histerectomia radical tipo III + linfadenectomia	QT-neo reduziu fatores de risco patológicos. Pacientes que responderam à QT-neo apresentaram maior SG
Napolitano *et al.*, 2003[33]	192 pts, EC IB a IIB	CDDP, vincristine, bleomicina × 3 ciclos -> cirurgia	Histerectomia radical tipo III-IV + linfadenectomia	QT-neo aumentou SLP, porém sem impacto em SG

CDDP: cisplatina; EC: estádio clínico; pts: pacientes; QT-neo: quimioterapia neoadjuvante; RDT: radioterapia; SG: sobrevida global; SLP: sobrevida livre de progressão.
Fonte: Elaborada pela autoria do capítulo.

Uma metanálise incluiu seis estudos e analisou o papel da quimioterapia neoadjuvante em pacientes operadas com tumores de colo uterino em estágios iniciais ou localmente avançados. Nesta metanálise, a QT-neo aumentou a SLP das pacientes, porém sem incremento em SG. O grupo tratado com quimioterapia apresentou menores taxas de fatores de risco patológicos (como invasão de paramétrios e acometimento linfonodal) na peça cirúrgica.[5] Temos como principal crítica a essa metanálise o fato de que os estudos incluídos, em sua maioria, eram pequenos e inconclusivos.

Apesar da controvérsia acerca do benefício da quimioterapia neoadjuvante seguida de cirurgia em pacientes com carcinoma cervical, alguns países ainda realizam esta abordagem em pacientes com EC IB a II.[29]

Papel da quimioterapia neoadjuvante a fim de alcançar uma cirurgia para preservação de fertilidade

O fato de a quimioterapia neoadjuvante ser capaz de reduzir o volume tumoral e possibilitar uma cirurgia conservadora torna o emprego desta técnica uma alternativa interessante para aquelas mulheres que desejam preservar fertilidade.

Uma das maiores séries de casos publicadas neste cenário foi a de Maneo *et al.* Neste estudo, 51 mulheres com tumores menores do que 3 cm foram submetidas a três ciclos de cisplatina, ifosfamida e paclitaxel seguidos de conização e linfadenectomia. Após a quimioterapia, 59% das pacientes se recusaram a fazer tratamento conservador, cinco pacientes alcançaram resposta completa e 12 pacientes apresentaram importante resposta ao tratamento. Apesar da amostra reduzida, os autores concluem que a QT-neo pode alcançar altas taxas de resposta e possibilitar cirurgias conservadoras em casos bem selecionados.[34]

A literatura existente sobre o papel da quimioterapia neoadjuvante como forma de preservar fertilidade é escassa e constituída principalmente por relatos de caso. Por esse motivo, essa abordagem ainda deve ser considerada experimental.[35]

Papel da quimioterapia neoadjuvante no cenário atual

Frente a este cenário repleto de incertezas, devemos lembrar que muitos dos estudos previamente citados não utilizaram esquemas de quimioterapia neoadjuvante modernos e também usaram braços controles não padrão. Com o desenvolvimento das terapias sistêmicas em câncer cervical, muitos dos esquemas previamente utilizados nestes estudos são considerados ultrapassados nos dias de hoje.

Poucos estudos recentes avaliaram o papel da QT-neo com esquemas mais atuais em pacientes com câncer do colo do útero no cenário atual. O primeiro deles incluiu pacientes com tumores EC IB2 a IIB e randomizou-as para receber cisplatina 40 mg/m^2 semanal concomitante à radioterapia (QRT) *versus* quimioterapia baseada em carboplatina e paclitaxel (por três ciclos) seguida de cirurgia. Nesse estudo, os autores concluíram que o emprego da terapia neoadjuvante não apresentou benefício em relação ao tratamento tradicional com QRT. Com relação à sobrevida livre de progressão, o emprego da terapia neoadjuvante seguida de cirurgia foi detrimental, principalmente nas pacientes com EC IIB. Não houve diferença em SG entre os grupos.[36]

É importante notar que nenhum estudo fase III publicado até o momento avaliou a eficácia da quimioterapia neoadjuvante seguida apenas de quimioirradiação definitiva *versus* quimioirradiação definitiva. O primeiro estudo fase II com essa proposta foi o estudo publicado, em 2017, por Azevedo *et al*. Nesse estudo de braço único, 50 pacientes receberam dois ciclos de cisplatina 35 mg/m^2 + gencitabina 1.000 mg/m^2 D1, D8 a cada 21 dias seguidos de QRT com cisplatina 40 mg/m^2 semanal. Os autores encontraram taxa de resposta de 81% ao final do tratamento, SG em 1 ano de 93,9% e SG em 3 anos de 71,3%.[37] Outro estudo fase II unicêntrico, randomizado, avaliou o papel da QT-neo com três ciclos de cisplatina e gencitabina seguida de QRT definitiva *versus* QRT definitiva com cisplatina semanal 40 mg/m^2. Neste, não houve diferença em SG entre os dois grupos.[38] Atualmente, um estudo fase III, randomizado, multicêntrico, denominado INTERLACE, está recrutando pacientes com carcinoma de colo uterino EC Ib2 a IVa para QRT definitiva *versus* QT-neo com base em carboplatina e paclitaxel seguida de QRT. Acreditamos que após os resultados definitivos do INTERLACE saberemos se a adição de QT-neo ao tratamento com QRT é capaz de trazer benefícios em termos de SG ou SLP para pacientes com carcinoma de colo uterino localmente avançado (INTERLACE – NCT01566240).

Conclusão

A literatura acerca do tratamento neoadjuvante no câncer do colo do útero localmente avançado ainda enseja muita controvérsia. Até o momento, não temos dados convincentes sobre o benefício da quimioterapia neoadjuvante. Portanto, para pacientes com tumores localmente avançados, a QRT definitiva ainda deve ser considerada a terapia-padrão. Já nas pacientes com tumores iniciais (EC IB2 e IIA), o tratamento neoadjuvante com quimioterapia seguido de cirurgia pode ser discutido em casos selecionados em que há difícil acesso à radioterapia, porém ainda priorizamos o emprego da QRT sempre que factível.

Referências bibliográficas

1. Estimativa 2018: incidência de câncer no Brasil/Instituto Nacional de Câncer José Alencar Gomes da Silva. Coordenação de Prevenção e Vigilância. Rio de Janeiro: INCA; 2017.

2. Quinn M, Babb P, Jones J, et al. Effect of screening on incidence of and mortality from cancer of cervix in England: evaluation based on routinely collected statistics. BMJ. 1999;318(7188):904.

3. Landoni F1, Maneo A, Colombo A, et al. Randomised study of radical surgery versus radiotherapy for stage Ib-IIa cervical cancer. Lancet. 1997 Aug 23;350(9077):535-40.

4. Quinn MA, Benedet JL, Odicino F, et al. Carcinoma of the cervix uteri. Int J Gynaecol Obstet 2006; 95:S43.

5. Rydzewska L, Tierney J, Vale CL, Symonds PR. Neoadjuvant chemotherapy plus surgery versus surgery for cervical cancer. Cochrane Database Syst Rev. 2010 Jan 20;(1).

6. Zhang H, Peng W, Zhang Y, et al. Detection of cell apoptosis in pelvic lymph nodes of patients with cervical cancer after neoadjuvant chemotherapy. J Int Med Res. 2014;42:641-50.

7. Massoud Samiei, Challenges of making radiotherapy accessible in developing countries Massoud Samiei. Cancer Control 2013. p. 85-94, acesso on line cancercontrol.info.

8. Monk BJ, Sill MW, McMeekin DS, et al. Phase III trial of four cisplatin-containing doublet combinations in stage IVB, recurrent, or persistent cervical carcinoma: a Gynecologic Oncology Group study. J Clin Oncol. 2009 Oct 1;27(28):4649-55.

9. Buda A, Fossati R, Colombo N, et al. Randomized trial of neoadjuvant chemotherapy comparing paclitaxel, ifosfamide, and cisplatin with ifosfamide and cisplatin followed by radical surgery in patients with locally advanced squamous cell cervical carcinoma: the SNAP01 (Studio Neo-Adjuvante Portio) Italian Collaborative Study. J Clin Oncol. 2005 Jun 20;23(18):4137-45.

10. Souhami L1, Gil RA, Allan SE, et al. A randomized trial of chemotherapy followed by pelvic radiation therapy in stage IIIB carcinoma of the cervix. J Clin Oncol. 1991 Jun;9(6):970-7.

11. Kumar L1, Grover R, Pokharel YH, et al. Neoadjuvant chemotherapy in locally advanced cervical cancer: two randomised studies. Aust N Z J Med. 1998 Jun;28(3):387-90.

12. Tattersall, MH, et al. (1995). Randomised trial of epirubicin and platinum chemotherapy followed by pelvic radiation in locally advanced cervical cancer. Journal of Clinical Oncology, Vol.13, No, (month 1995), p. 444-451.

13. Neoadjuvant chemotherapy for locally advanced cervical cancer: a systematic review and meta-analysis of individual patient data from 21 randomised trials. Eur J Cancer. 2003 Nov;39(17):2470-86.

14. Gadducci A, Cosio S, Cionini L, Genazzani AR. (2001). Neoadjuvant chemotherapy and concurrent chemoradiation in the treatment of advanced cervical cancer. Anticancer Res, 21(5), 3525-3533.

15. Chemoradiotherapy for Cervical Cancer Meta-Analysis Collaboration (CCCMAC). Reducing uncertainties about the effects of chemoradiotherapy for cervical cancer: individual patient data meta-analysis. Cochrane Database Syst Rev. 2010.

16. Morris M1, Eifel PJ, Lu J, et al. Pelvic radiation with concurrent chemotherapy compared with pelvic and para-aortic radiation for high-risk cervical cancer. N Engl J Med. 1999 Apr 15;340(15):1137-43.

17. Sardi J, Giaroli A, Sananes C, et al, Randomized trial with neoadjuvant chemotherapy in stage IIIB squamous carcinoma cervix uteri (an unexpected therapeutic management). Int J Gynecol Cancer. 1996;6:85-93.

18. Chauvergne J, Lhomme C, Rohart J, et al. Chimiothérapie néoadjuvante des cancer du col utérin aux stades IIb e III. Résultats éloignés d'un essai randomisé pluricentrique portant sur 151 patients. Bull. Cancer (Paris). 1993;80:1069-1079.

19. Herod J, Burton A, Bixton J, et al. A randomised prospective phase III clinical trial of primary bleomycin, ifosfamide and cisplatin (BIP) chemotherapy followed by radiotherapy versus radiotherapy alone in operable cancer of the cervix. Ann. Oncol. 2000;11:1175-1181.

20. Tattersall MHN, Ramirez C, Coppleson M. A randomized trial comparing platinum-based chemotherapy followed by radiotherapy alone in patients with locally advanced cervical cancer. Int. J. Gynecol. Cancer. 1992;2:244-251.

21. Chiara S, Bruzzone M, Merlini L, et al. Randomized study comparing chemotherapy plus radiotherapy versus radiotherapy alone in FIGO stage IIB–III cervical carcinoma. Am. J. Clin. Oncol. 1994;17:294-297.

22. Sundfor K, Tropé CG, Högberg T, et al, Radiotherapy and neoadjuvant chemotherapy for cervical carcinoma. A randomized multicenter study of sequential cisplatin and 5-fluorouracil and radiotherapy in advanced cervical carcinoma stage 3B and 4A. Cancer. 1996;77:2371-2378.

23. Symonds RP, Habeshaw T, Reed NS, et al. The Scottish and Manchester randomised trial of neo-adjuvant chemotherapy for advanced cervical cancer. Eur. J. Cancer. 2000;36:994-1001.

24. Leborgne F, et al. Induction chemotherapy and radiotherapy of advanced cancer of the cervix (a pilot study and phase III randomized trial) . Int. J. Radiat. Oncol. Biol. Phys. 1997;37:343-350.

25. Tabata T, et al. Nticancer Res. 2003 May-Jun;23(3C):2885-90. A randomized study of primary bleomycin, vincristine, mitomycin and cisplatin (BOMP) chemotherapy

followed by radiotherapy versus radiotherapy alone in stage IIIB and IVA squamous cell carcinoma of the cervix. Anticancer Res. 2003 May-Jun;23(3C):2885-90.

26. Sardi S, et al. Neoadjuvant chemotherapy in cervical carcinoma stage IIB: a randomized controlled trial. Int. J. Gynecol. Cancer. 1998;8:441.

27. Sardi JE, et al. Long-term follow-up of the first randomized trial using neoadjuvant chemotherapy in stage Ib Squamous carcinoma of the cervix: the final results. October 1997. Volume 67, Issue 1, p. 61-69.

28. Eddy GL1, Bundy BN, Creasman WT, et al. Treatment of ("bulky") stage IB cervical cancer with or without neoadjuvant vincristine and cisplatin prior to radical hysterectomy and pelvic/para-aortic lymphadenectomy: a phase III trial of the gynecologic oncology group. Gynecol Oncol. 2007. Aug;106(2):362-9.

29. Minig L, et al. Platinum-based neoadjuvant chemotherapy followed by radical surgery for cervical carcinoma International Federation of Gynecology and Obstetrics Stage IB2-IIB. International Journal of Gynecological Cancer: November 2013. v. 23. Issue 9. p. 1647-1654.

30. Cai HB, Chen HZ, Yin HH. Randomized study of preoperative chemotherapy versus primary surgery for stage IB cervical cancer. The journal of obstetrics and gynaecology research 2006;32(3):315-23.

31. Katsumata N, Yoshikawa H, Hirakawa T, Saito T, Kuzuya K, Fujii T, Hiura M, Tsunematsu R, Fukuda H, Kamura T. Phase III randomized trial of neoadjuvant chemotherapy (NAC) followed by radical hysterectomy (RH) versus RH for bulky stage I/II cervical cancer (JCOG 0102). Proceedings of the American Society of Clinical Oncology 2006;24((N. 18S)):abs. 5013.

32. Chen H, et al. Clinical efficacy of modified preoperative neoadjuvant chemotherapy in the treatment of locally advanced (stage IB2 to IIB) cervical cancer: randomized study. Gynecol Oncol. 2008 Sep;110(3):308-15.

33. Napolitano U, Imperato F, Mossa B, Framarino ML, Marziani R, Marzetti L. The role of neoadjuvant chemotherapy for squamous cell cervical cancer (Ib-IIIb): a long-term randomized trial. European Journal of Gynaecological Oncology 2003;24(1):51-9.

34. Maneo A1, Chiari S, Bonazzi C, et al. Neoadjuvant chemotherapy and conservative surgery for stage IB1 cervical cancer. Gynecol Oncol. 2008 Dec;111(3):438-43.

35. Eiriksson L, Miroshnichenko G, Covens A. (2012). Neoadjuvant chemotherapy in the treatment of cervical cancer, neoadjuvant chemotherapy - current applications in clinical practice. Dr. Oliver Bathe (ed.), ISBN: 978-953-307-994-3.

36. Gupta S, Maheshwari A, Parab P, et al. Neoadjuvant chemotherapy followed by radical surgery versus concomitant chemotherapy and radiotherapy in patients with stage IB2, IIA, or IIB Squamous cervical cancer: a randomized controlled trial. J Clin Oncol. 2018 Feb 12:JCO2017759985.

37. de Azevedo CRAS, Thuler LCS, de Mello MJG, et al. Phase II trial of neoadjuvant chemotherapy followed by chemoradiation in locally advanced cervical cancer. Gynecol Oncol. 2017 Sep;146(3):560-565.

38. Silva S, et al. Neoadjuvant chemotherapy with cisplatin and gemcitabine followed by chemoradiation with cisplatin in locally advanced cervical cancer: a phase II, prospective, randomized, trial. J Clin Oncol 36, 2018 (suppl; abstr 5523).

12

Atualização no Tratamento Adjuvante após a Cirurgia no Câncer do Colo do Útero

Aline Lury Hada
Fernando Cotait Maluf

O tratamento adjuvante em pacientes que foram submetidas à ressecção cirúrgica está indicado para aquelas pacientes a partir do estádio patológico IB com maior risco de recidiva com baseado nos achados anatomopatológicos e sua classificação de risco. Essa classificação divide-se em:

- **Risco baixo:** pacientes que não apresentam critérios de riscos intermediário ou alto.

- **Risco intermediário (critérios de Sedlis):** invasão linfovascular com invasão estromal > 1/3 independentemente do tamanho tumoral; invasão linfovascular com invasão estromal > 1/3 e < 2/3 e tamanho tumoral ≥ 2 cm; invasão linfovascular com invasão estromal em < 1/3 e tamanho tumoral ≥ 5 cm; ou ausência de invasão linfovascular, porém com invasão estromal > 1/3 e tamanho tumoral ≥ 4 cm.[1]

- **Risco alto (critérios de Peters):** pacientes com comprometimento de linfonodos pélvicos e/ou margens cirúrgicas comprometidas e/ou comprometimento microscópico de paramétrio.[6]

O estudo GOG-92 foi o primeiro estudo randomizado inicialmente publicado em 1999 e atualizado em 2006 que avaliou o benefício da radioterapia (RT) pélvica adjuvante em pacientes estádio IB após histerectomia e linfadenectomia pélvica. As pacientes eram consideradas de risco intermediário e, portanto, elegíveis ao tratamento caso apresentassem pelo menos dois dos seguintes (critérios de Sedlis): > 1/3 de invasão estromal, envolvimento linfovascular, ou diâmetro tumoral > 4 cm. As pacientes que apresentavam envolvimento de linfonodos pélvicos, de paramétrios ou de margens cirúrgicas foram excluídas. Em 2 anos, a taxa de sobrevida livre de recorrência (SLR) para o grupo que recebeu adjuvância foi de 88% comparada a 79% para o grupo que não recebeu (HR 0,54, p = 0,007). Após 12 anos de seguimento, a atualização dos dados confirmou o benefício da radioterapia pélvica em termos de SLR e tendência a uma melhor sobrevida (p = 0,07). Uma metanálise publicada em 2012 confirmou o benefício da radioterapia adjuvante comparada à observação apenas em pacientes com estágio inicial (IB a IIA) em termos de diminuição do risco de progressão da doença, apesar de não ter sido demonstrada uma diferença significativa em sobrevida global (SG).[3] Até o momento, não há estudos randomizados prospectivos publicados que comparem RT isolada com radioquimioterapia adjuvante em pacientes de risco intermediário, porém alguns estudos retrospectivos sugerem maior benefício do tratamento adjuvante com o tratamento combinado. O maior deles incluiu 172 pacientes e avaliou o papel de observação, RT isolada e radioquimioterapia pós-operatória. As taxas de SLR em 3 anos foram de 67,5, 90,5 e 97,5%, respectivamente (p < 0,05), favorecendo o tratamento multimodal.[4] As taxas de toxicidade hematológica e gastrointestinal graus 3 e 4 do tratamento com radioquimioterapia não foram maiores em relação à RT isolada (13,4 *versus* 6,1%). O papel da radioquimioterapia adjuvante em pacientes com doença de risco intermediário está atualmente sendo avaliado em um estudo de fase 3 randomizado (GOG 263, NCT01101451).

As pacientes consideradas de alto risco apresentam risco aumentado de recorrência tanto local quanto à distância com o emprego da RT adjuvante isolada. Na tentativa de melhorar esses resultados, o grupo SWOG (Southwest Oncology Group) conduziu um estudo prospectivo randomizado com 268 pacientes que comparou a RT pélvica adjuvante apenas *versus* a administração de cisplatina (70 mg/m^2 EV, no D1) e 5-fluorouracil (1.000 mg/m^2/dia EV, em infusão contínua, do D1 ao D4, a cada 3 semanas) durante e após a RT pélvica pós-operatória em pacientes com metástases linfonodais, envolvimento de paramétrios ou com margens cirúrgicas positivas. Os resultados iniciais, publicados em 2000, demonstraram aumento significativo nas taxas de controle local e de sobrevida no grupo da radioquimioterapia.[6] Um estudo retrospectivo publicado mais recentemente utilizou uma coorte populacional de cerca de 3 mil mulheres do National Cancer Database, com o intuito de reavaliar os fatores de risco associados a um maior benefício da radioquimioterapia comparado à radioterapia isolada em pacientes com doença de alto risco tratadas com histerectomia. Os resultados confirmaram o benefício em SG a favor da terapia combinada, porém sugere que estes tenham sido restrito ao grupo com linfonodos positivos, e não contemplou pacientes com margens positivas, invasão parametrial ou a combinação destes dois últimos fatores.[7] Apesar de ser um estudo retrospectivo, esses dados sugerem a necessidade de um estudo prospectivo para reavaliar esses critérios anatomopatológicos.

Com relação ao esquema quimioterápico, o uso da cisplatina semanal 40 mg/m^2/semana, por 6 semanas (iniciando no D1 da RT externa) pode ser considerada uma opção menos tóxica como alternativa ao esquema clássico de cisplatina com 5-fluorouracil. Uma análise retrospectiva de 187 pacientes de alto risco sugeriu um aumento significativo em termos de taxa de recorrência, SLP e SG a favor da cisplatina semanal concomitante à RT quando comparado à RT isolada.[8] Outras associações de drogas baseadas em platina estão sendo avaliadas em estudos de fase 3 no cenário adjuvante como cisplatina concomitante à RT seguido de carboplatina + paclitaxel *versus* cisplatina + RT apenas;[9] outro estudo chinês com três braços está comparando cisplatina semanal concomitante à RT com cisplatina + docetaxel a cada 3 semanas concomitante à RT com cisplatina + docetaxel a cada 3 semanas durante e após a RT em pacientes estádio Ia2-IIB.[10]

Tradicionalmente, utilizava-se a radioterapia conformacional em três dimensões (3D) no tratamento dessas pacientes. Com a evolução das técnicas nos últimos anos, dados preliminares sugerem que o uso da radioterapia de intensidade modulada (IMRT) pode alcançar desfechos similares à técnica tradicional com um melhor perfil de toxicidade.[11,12] O estudo RTOG 1203, fase 3, multicêntrico, apresentado no encontro anual da sociedade americana de radioterapia oncológica (ASTRO), em 2016, randomizou 278 pacientes com câncer de endométrio e colo do útero para IMRT pós-operatória comparado à RT pélvica convencional. Os resultados iniciais mostraram uma diminuição na toxicidade gastrointestinal e urinária, com tendência a um aumento na qualidade de vida a favor do braço de IMRT.[13] Esses dados demonstraram uma evidência sólida a favor do uso de IMRT em pacientes com indicação de RT adjuvante.

Referências bibliográficas

1. Sedlis A, Bundy BN, Rotman MZ, et al. A randomized trial of pelvic radiation therapy versus no further therapy in selected patients with stage IB carcinoma of the cervix after radical hysterectomy and pelvic lymphadenectomy: a Gynecologic Oncology Group Study. Gynecol Oncol. 1999;73(2):177.

2. Grisaru DA, Covens A, Franssen E. Histopathologic score predicts recurrence free survival after radical surgery in patients with stage IA2–IB1–2 cervical carcinoma. Cancer 2003;97:1904-1908.

3. Rogers L, Siu SS, Luesley D, et al. Radiotherapy and chemoradiation after surgery for early cervical cancer. Cochrane Database Syst Rev. 2012 May 16;(5):CD007583.

4. Ryu SY, Park SI, Nam BH, et al. Is adjuvant chemoradiotherapy overtreatment in cervical cancer patients with intermediate risk factors? Int J Radiat Oncol Biol Phys. 2011 Mar 1;79(3):794-9.

5. https://clinicaltrials.gov/ct2/show/NCT01101451.

6. Peters WA, Liu PY, Barrett RJ, et al. Concurrent chemotherapy and pelvic radiation therapy compared with pelvic radiation therapy alone as adjuvant therapy after radical surgery in high-risk early-stage cancer of the cervix. J Clin Oncol 2000;18:1606-1613.

7. Trifiletti DM, Swisher-McClure S, Showalter TN, et al. Postoperative chemoradiation therapy in high-risk cervical cancer: re-evaluating the findings of Gynecologic Oncology Group Study 109 in a large, population-based cohort. Int J Radiat Oncol Biol Phys 2015;93:1032-1044.

8. Okazawa M, Mabuchi S, Isohashi F, et al. Impact of the addition of concurrent chemotherapy to pelvic radiotherapy in surgically treated stage IB1-IIB cervical cancer patients with intermediate-risk or high-risk factors: a 13-year experience. Int J Gynecol Cancer. 2013;23(3):567.

9. https://clinicaltrials.gov/ct2/show/NCT00980954.

10. https://clinicaltrials.gov/NCT01999933.

11. Folkert MR, Shih KK, Abu-Rustum NR, et al. Postoperative pelvic intensity-modulated radiotherapy and concurrent chemotherapy in intermediate and high-risk cervical cancer. Gynecol Oncol. 2013 Feb;128(2):288-93.

12. Chen LA, Kim J, Boucher K, et al. Toxicity and cost-effectiveness analysis of intensity modulated radiation therapy versus 3-dimensional conformal radiation therapy for postoperative treatment of gynecologic cancers. Gynecol Oncol 2015 Mar;136(3):521-8.

13. Klopp AH, Yeung AR, Snehal D, et al. A Phase III randomized trial (NRG Oncology RTOG 1203) comparing patient reported toxicity and quality of life during pelvic IMRT as compared to conventional RT. ASTRO 2016.

13
Capítulo

Quimioterapia antes e após o Tratamento Concomitante com Quimioterapia e Radioterapia no Câncer do Colo do Útero

Carla Rameri A. S. de Azevedo

Desde 1999, a radioterapia (RDT) concomitante à quimioterapia (QT) com base em platina é o tratamento-padrão para pacientes com câncer do colo do útero (CCU) localmente avançado, estadiadas como Ib2 a IVa.[1]

Em 2008, uma revisão sistemática de metanálise de dados individuais de pacientes submetidas a esse tratamento comparado à RDT isolada ratificou o benefício dessa abordagem nos diversos desfechos analisados.[1] Entretanto, quando as pacientes são analisadas de acordo com o estadiamento clínico (EC), notamos que o benefício é heterogêneo, sendo aquelas com EC Ib-II as mais beneficiadas (ganho absoluto em sobrevida global (SG) de 10% em 5 anos), enquanto aquelas com EC III-IVa tiveram um benefício modesto (ganho absoluto de 3% em 5 anos). Sendo assim, ainda que essa abordagem esteja bem consolidada e já seja utilizada por quase duas décadas, é possivelmente insuficiente naquelas pacientes com maior volume de doença. Alternativas de intensificação desse tratamento vêm sendo estudadas e incluem adição de QT, seja no contexto adjuvante, após a quimioirradiação, seja no contexto neoadjuvante, antes do início do tratamento definitivo.

QT adjuvante ou de consolidação

A metanálise citada incluiu uma análise pré-planejada de dois estudos que adicionaram QT adjuvante após a quimioirradiação. Nessa população, o benefício absoluto em sobrevida global foi maior, de 19% em 5 anos, do que aquele visto na análise principal. Apesar de o número de pacientes avaliadas ter sido menor e o seguimento de um desses estudos ter sido curto, esses dados são geradores de hipóteses e surge o questionamento sobre o benefício que a QT adicional poderia oferecer.

Nesse sentido, em 2011, um estudo randomizado, multicêntrico, fase III demonstrou benefício na adição de QT adjuvante sobre o tratamento-padrão de pacientes com CCU localmente avançado.[2] O estudo incluiu 515 pacientes divididas em dois grupos, e o grupo 1 recebia o tratamento considerado padrão, enquanto o grupo 2, experimental, recebia gencitabina associada à cisplatina durante a RDT, seguida de braquiterapia e ainda dois ciclos adicionais de QT adjuvante com cisplatina e gencitabina. Foi demonstrado um benefício em sobrevida livre de progressão (SLP) (HR = 0,68; IC = 0,49-0,95; p = 0,0227) e em SG (HR = 0,68; IC = 0,49-0,95; p = 0,0224) no grupo que recebeu gencitabina adicional. Embora o desenho do estudo não permita definirmos se o ganho foi associado essencialmente à QT adjuvante, observa-se que o impacto ocorreu principalmente pela redução de recidiva à distância sem diferença no controle locorregional.

Em uma análise exploratória publicada posteriormente, os autores observaram que o benefício da intensificação do tratamento foi mais expressivo nas pacientes com EC III e IVa.[3] Para elas, a adição da gencitabina esteve associado à melhora na SLP (HR = 0,59; IC = 0,37-0,97; p = 0,036) e SG (HR = 0,56; IC = 0,34-0,92; p = 0,219), embora esta última sem significância estatística. Contudo, a eficácia do tratamento mais intenso em pacientes EC IIB pareceu ter menor impacto (SLP: HR = 0,77; IC = 0,48-1,21; p = 0,252 e SG: HR = 0,81; IC = 0,52-1,26; p = 0,347).

Um estudo chinês randomizou 880 pacientes com adenocarcinoma do colo do útero, EC IIB a IVa, para receber tratamento-padrão (grupo 1) *versus* o mesmo tratamento, intensificado por um ciclo de QT neoadjuvante e dois ciclos de QT adjuvante (grupo 2) (Figura 13.1).[4] O objetivo inicial era analisar eficácia e toxicidade da adição de QT à quimioirradiação, e alopecia, plaquetopenia e leucopenia foram os efeitos mais comumente observados. Após um seguimento mediano de 60 meses, as pacientes que receberam QT adicional apresentaram melhor controle locorregional e de metástases, assim como maior SLP e SG, demonstrando o papel da intensificação da QT nessa população.

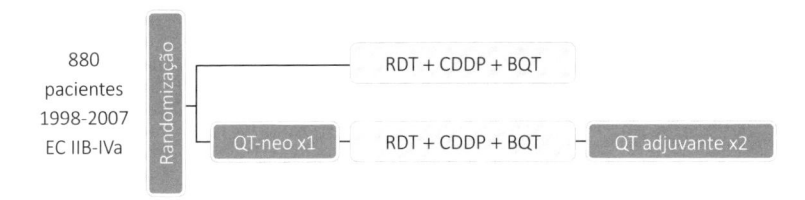

Figura 13.1. Desenho do estudo envolvendo quimioterapia antes e após o tratamento-padrão.

RDT: radioterapia; CDDP: cisplatina; BQT: braquiterapia; QT: cisplatina + paclitaxel.

Fonte: Elaborada pela autoria do capítulo.

Ainda assim, em uma revisão sistemática publicada mais recentemente[5] avaliando o papel da QT adjuvante, somente dois estudos randomizados foram incluídos e continham grandes divergências entre eles. A conclusão dos autores foi de que os dados são insuficientes para recomendar essa abordagem de maneira indiscriminada em pacientes com CCU localmente avançado.

Nesse cenário, então, as expectativas recaem sobre o estudo OUTBACK (NCT01414608), que randomiza pacientes com EC Ib2-IVa (e EC Ib1 com comprometimento de linfonodos para-aórticos) para receber ou não QT com carboplatina e paclitaxel por quatro ciclos após o tratamento com RDT e QT concomitantes. O estudo está completando o recrutamento (previsão para julho/2018) e esses resultados poderão definir o papel da QT adjuvante na doença localmente avançada do CCU.

QT neoadjuvante ou de indução

Apesar de o estudo mexicano não ter sido insuficiente para modificar a terapia-padrão vigente pela toxicidade apresentada, novos questionamentos advieram dessa publicação: o benefício foi relacionado à adição da gencitabina? Ou da QT adjuvante? Será que inverter a sequência de tratamento é seguro e eficaz?

O papel da QT neoadjuvante (ou de indução) em pacientes com CCU localmente avançado não está estabelecido. Teoricamente, a redução tumoral facilitando a terapia local, seja cirurgia, seja RDT, e o aumento de radiossensibilidade e a redução do componente necrótico tumoral são potenciais benefícios do tratamento de indução. Entretanto, existe o receio de atraso da terapia local curativa naquelas pacientes que não respondem à QT.

Em 2003, foi publicada uma revisão sistemática e metanálise de dados individuais incluindo mais de 3 mil pacientes EC I-III sobre QT neoadjuvante em CCU. Em uma das análises, pacientes que recebiam QT neoadjuvante seguida de cirurgia foram comparadas àquelas que realizaram RDT considerada padrão. Foram incluídas 872 pacientes provenientes de cinco estudos e foi demonstrada uma redução de 35% (HR = 0,65 – p = 0,0004) no risco de morte para essas pacientes. Contudo, a principal crítica é de que a comparação não havia sido feita com o tratamento considerado padrão hoje de quimioirradiação.[6]

Apenas recentemente, um estudo indiano comparou diretamente QT neoadjuvante seguida de cirurgia com quimioirradiação em pacientes EC IB-IIB.[7] Foram randomizadas 635 mulheres para receber três ciclos de carboplatina e paclitaxel pré-operatórios ou RDT concomitante à cisplatina. RDT adjuvante foi oferecida de acordo com os achados histopatológicos do grupo operado. O objetivo primário era SLP e, após 87% do recrutamento previsto, o estudo foi fechado. Os autores demonstraram que a abordagem incluindo cirurgia, nessa população de pacientes com CCU localmente avançado, não foi superior ao tratamento-padrão de quimiorradioterapia.

Quando consideramos QT neoadjuvante seguida de quimioirradiação, os dados são ainda mais limitados. Em uma revisão sistemática do período de 2003 a 2013, foram encontrados sete trabalhos avaliando essa abordagem.[8] De maneira geral, a QT neoadjuvante parece ser uma opção factível com toxicidade manejável e tem taxas de respostas superiores (aproximadamente 70%) às observadas com a QT no cenário metastático e baixa taxa de progressão de doença (< 8%). Quando limitado a dois ou três ciclos, o tratamento de indução não parece interferir na RDT subsequente. Essa análise, entretanto, é limitada pela baixa qualidade dos dados, já que apenas dois estudos eram publicados e os estudos restantes eram apenas anais de congresso.

Diante do exposto, o papel da QT neoadjuvante ainda merece maiores esclarecimentos, em especial no grupo de mulheres com tumores localmente avançados.

Expondo em paralelo os dados de estudos prospectivos publicados, destacamos três estudos de fase II que incluíram 28 a 50 pacientes.[9-11] Dois deles utilizaram carboplatina e paclitaxel, enquanto o mais recente utilizou cisplatina e gencitabina. As taxas de respostas variaram de acordo com a metodologia empregada e os resultados de sobrevida são atrativos considerando as características prognósticas desfavoráveis demonstradas nas populações estudadas (Tabela 13.1).

Nesse sentido, uma análise retrospectiva indiana analisou 612 pacientes, em sua maioria EC IIB e IIIb, que haviam ou não recebido QT neoadjuvante antes da quimioirradiação. Foram utilizadas combinações de platina e fluorouracil associado ou não a taxano (PF ou TPF). O grupo que recebeu QT neoadjuvante tinha mais pacientes EC IIIB e, ainda assim, apresentou melhor SLP (51,3% × 41,8%; p = 0,001). A SG não foi estatisticamente diferente.[12]

Dados preliminares do estudo brasileiro (CIRCE – NCT01973101) fase II randomizado foram apresentados no Congresso Americano de Oncologia Clínica (ASCO), em 2018, e avaliaram o uso de cisplatina e gencitabina nesse contexto. As diferenças numéricas em SLP (41,1% × 59,6% - p = 0,13) e SG (74,2 × 81,9% - p = 0,23) não favorecem o uso da QT neoadjuvante. A taxa de resposta completa foi significativamente superior no braço-padrão (54% × 82% - p = 0,002), embora a taxa de resposta global tenha sido semelhante.[13]

Atualmente, o estudo INTERLACE (NCT01566240) está recrutando pacientes para receber ou não QT neoadjuvante com carboplatina e paclitaxel semanal por 6 semanas. A expectativa de término do estudo é para 2021. Esses resultados trarão esclarecimentos sobre o real papel da QT neoadjuvante junto à quimioirradiação em pacientes com CCU.

Tabela 13.1. Comparação entre estudos de neoadjuvância seguida de quimioirradiação.

Estudo	% EC III/IVa	Taxa de resposta (%)	Método de avaliação	Sobrevida livre de progressão (%)		Sobrevida global (%)	
				1 ano	3 anos	1 ano	3 anos
Azevedo, et al.[11]	86	81	PET-CT + RNM	73,4	53,9	93,9	71,3
McCormack, et al.[9]	39	85	RNM	–	68	–	68
Singh, et al.[10]	92,1	92,8	TC	85	–	78	–

EC: estadiamento clínico; PET-CT: tomografia com emissão de pósitrons; RNM: ressonância nuclear magnética; TC: tomografia computadorizada.

Fonte: Elaborada pela autoria do capítulo.

Os grandes bolsões da doença são também onde encontramos as maiores dificuldades de acesso ao tratamento.[14,15] A maior parte das pacientes nessas regiões é diagnosticada com doença localmente avançada em que a RDT tem papel crucial.[16] Em países com acesso limitado à RDT, o atraso no início do tratamento implica possíveis complicações precoces, trazendo maior morbimortalidade para a paciente e maiores custos ao sistema. Nesse sentido, é intuitiva a seguinte reflexão: a QT neoadjuvante merece ser vista como um adiantamento do acesso dessas pacientes a uma terapia eficaz? A análise do impacto em qualidade de vida e nos custos poderá trazer novas perspectivas a esse cenário.

Conclusão

Quimiorradioterapia permanece como tratamento-padrão em pacientes com CCU localmente avançado, embora pareça ser uma abordagem insuficiente para pacientes com maior volume de doença. Os dados atuais sugerem algum papel para intensificação do tratamento sistêmico, seja no contexto neoadjuvante, seja no adjuvante. Os resultados dos estudos em andamento trarão maiores esclarecimentos.

Referências bibliográficas

1. CHEMORADIOTHERAPY FOR CERVICAL CANCER META-ANALYSIS COLLABORATION. Reducing uncertainties about the effects of chemoradiotherapy for cervical cancer: a systematic review and meta-analysis of individual patient data from 18 randomized trials. Journal of Clinical Oncology, New York, v. 26, n. 35, p. 5802-5812, 2008.

2. Dueñas-González A, et al. Phase III, open-label, randomized study comparing concurrent gemcitabine plus cisplatin and radiation followed by adjuvant gemcitabine and cisplatin versus concurrent cisplatin and radiation in patients with stage IIB to IVA carcinoma of the cervix. Journal of Clinical Oncology, New York, v. 29, n. 13, p. 1678-1685, 2011.

3. Dueñas-González A, et al. Efficacy in high burden locally advanced cervical cancer with concurrent gemcitabine and cisplatin chemoradiotherapy plus adjuvant gemcitabine and cisplatin: prognostic and predictive factors and the impact of disease stage on outcomes from a prospective randomized phase III trial. Gynecologic Oncology, New York, v. 126, n. 3, p. 334-340, 2012.

4. Tang J, et al. Chemoradiation and adjuvant chemotherapy in advanced cervical adenocarcinoma. Gynecologic Oncology, New York, v. 125, n. 2, p. 297-302, 2012.

5. Tangjitgamol S, et al. Adjuvant chemotherapy after concurrent chemoradiation for locally advanced cervical cancer. The Cochrane Database of Systematic Reviews, New York, v. 3, n. 12, p. CD010401, 2014.

6. NEOADJUVANT CHEMOTHERAPY FOR CANCER META-ANALYSIS COLLABORATION. Neoadjuvant chemotherapy for locally advanced cervical cancer: a systematic review and meta-analysis of individual patient data from 21 randomised trials. European Journal of Cancer, Oxford, v. 39, n. 17, p. 2470-2486, 2003.

7. Gupta S, et al. Neoadjuvant chemotherapy followed by radical surgery versus concomitant chemotherapy and radiotherapy in patients with stage IB2, IIA, or IIB Squamous cervical cancer: a randomized controlled trial. Journal of Clinical Oncology, New York, 2018. doi: 10.1200/JCO.2017.75.9985.

8. De Azevedo CRAS, et al. Neoadjuvant chemotherapy followed by chemoradiation in cervical carcinoma: a review. International Journal of Gynecological Pathology, New York, v. 26, n. 4, p. 729-736, 2016.

9. McCormack M. et al. A phase II study of weekly neoadjuvant chemotherapy followed by radical chemoradiation for locally advanced cervical cancer. British Journal of Cancer, London, v. 108, n. 12, p. 2464-2469, 2013.

10. Singh RB, et al. Neoadjuvant chemotherapy with weekly paclitaxel and carboplatin followed by chemoradiation in locally advanced cervical carcinoma: a pilot study. Gynecologic Oncology, New York, v. 129, n. 1, p. 124-128, 2013.

11. de Azevedo CRAS, et al. Phase II trial of neoadjuvant chemotherapy followed by chemoradiation in locally advanced cervical cancer. Gynecologic Oncology, New York, v. 146, n. 3, p. 560-565, 2017.

12. Narayan S, et al. Pros and cons of adding of neoadjuvant chemotherapy to standard concurrent chemoradiotherapy in cervical cancer: a regional cancer center experience. Journal of Obstetrics and Gynaecology of India, New Delhi, v. 66, n. 5, p. 385-390, 2016.

13. Silva S, et al. Neoadjuvant chemotherapy with cisplatin and gemcitabine followed by chemoradiation with cisplatin in locally advanced cervical cancer: a phase II, prospective, randomized, trial. Journal of Clinical Oncology, Chicago, v. 36, supl. 5523, 2018.

14. Ginsburg O, et al. The global burden of women's cancers: a grand challenge in global health. Lancet, London, v. 389, n. 10071, p. 847-860, 2017.

15. Mendez LC, et al. Cancer deaths due to lack of universal access to radiotherapy in the Brazilian public health system. Clinical oncology (Royal College of Radiologists (Great Britain)), London, v. 30, n. 1, p. e29-e36, 2018.

16. Thuler LCS, Bergmann A, Casado L. Perfil das pacientes com câncer do colo do útero no Brasil, 2000-2009: estudo de base secundária. Revista Brasileira de Cancerologia, Rio de Janeiro, v. 58, n. 3, p. 351-357, 2012.

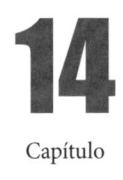

Radioterapia no Tratamento do Câncer do Colo do Útero

Rachele Grazziotin
Márcio Lemberg Reisner

A radioterapia tem sido usada no tratamento curativo do câncer cervical com altas taxas de sucesso desde o início do século 20. Houve grande evolução nos equipamentos, nas técnicas para fornecimento de dose, métodos para poupar os tecidos normais e escalonar a dose, garantindo mais qualidade, ganhos de sobrevida e menores toxicidades.

O estadiamento e as condições clínicas da paciente são fatores determinantes para o tratamento.

Estádios iniciais

FIGO IA1

As pacientes podem ser submetidas à histerectomia total, traquelectomia para preservação da fertilidade ou braquiterapia exclusiva para casos de pacientes sem condições cirúrgicas.

Em casos em que há presença de invasão angiolinfática, recomenda-se a linfadenectomia pélvica associada ou pesquisa de linfonodo sentinela em virtude do risco de metástase linfonodal em torno de 5%.

FIGO IA2 e IB1

O tratamento para lesões iniciais é a histerectomia radical modificada (HRM) (histerectomia classe II) com retirada de útero, cérvix, paramétrio e o quarto superior da vagina associada à linfadenectomia pélvica ou pesquisa de linfonodo sentinela (PLS) principalmente no estádio IA1.

A traquelectomia com linfadenectomia ou PLS pode ser utilizada em mulheres que desejam manter sua capacidade reprodutiva.

Radioterapia também pode ser utilizada em pacientes com contraindicação cirúrgica. Estudo randomizado com 343 pacientes com doença estádio IB e II comparou histerectomia classe III à radioterapia externa associada à braquiterapia, demonstrando equivalente sobrevida livre de progressão e sobrevida global, porém com maior toxicidade no braço da cirurgia. Nesse estudo, 54% das pacientes receberam radioterapia adjuvante em casos de comprometimento de paramétrio, margens positivas e linfonodos positivos.[1]

A dose de radioterapia utilizada consiste em 45 Gray (Gy) em 25 frações sobre linfonodos pélvicos e útero em 25 sessões com posterior braquiterapia de alta taxa de dose (HDR) com esquemas de 5 frações de 6 Gy, 4 frações de 7 Gy ou 3 frações de 8 Gy.[2]

FIGO IB2

O tratamento recomendado é a combinação de radioterapia com cisplatina semanal.

A dose de radioterapia consiste em 45 Gy em 25 sessões concomitantes a 40 mg/m^2 de cisplatina semanal com posterior braquiterapia HDR com esquemas de 5 frações de 6 Gy, 4 frações de 7 Gy ou 3 frações de 8 Gy.

A histerectomia radical associada à linfadenectomia pode ser utilizada, entretanto a grande maioria dessas pacientes apresentaram fatores de risco para tratamento de radioterapia ou quimiorradioterapia adjuvante, culminando em maior toxicidade do tratamento. No estudo RTOG 7920,[3] as taxas de complicações foram de 11% × 2%; entretanto, em estudos como GOG 92[4] e GOG 109,[5] que utilizam técnicas mais modernas de radioterapia, as taxas de complicações gastrointestinais e urinárias apresentam valores de 2 a 3% respectivamente.

O estudo GOG 71[6] comparou radioterapia + braquiterapia × radioterapia com posterior histerectomia extrafascial, demonstrando tendência de ganho de controle local no grupo da histerectomia sem significância estatística. Nesse estudo, porém, as doses no braço da radioterapia foram subótimas e o tempo de tratamento, prolongado (maior que 60 dias).

O tratamento consiste em radioterapia combinada à quimioterapia com posterior braquiterapia.

Uma metanálise demonstrou benefício da associação da quimioterapia representado pela redução de risco de morte com ganho de 10% em sobrevida, 13% em progressão livre de doença.[7]

O esquema-padrão consiste em cisplatina semanal de 40 mg/m², entretanto um estudo fase III, utilizando radioterapia externa combinada a esquema de cisplatina e gemcitabina, com posterior braquiterapia e dois ciclos adjuvantes de gemcitabina e cisplatina, demonstrou ganho de sobrevida (78% × 69%), porém à custa de maior toxicidade com a adição de gemcitabina.[8]

A dose utilizada em radioterapia consiste em 50 Gy ou 50,4 Gy em 25 a 28 frações, com posterior braquiterapia HDR com esquemas de 5 frações de 6 Gy, 4 frações de 7 Gy ou 3 frações de 8 Gy.[9]

Esquemas de dose com reforço de dose em paramétrio podem ser utilizados com técnica de intensidade modulada, sendo prescrita dose de 55 a 57,5 Gy (a depender da proximidade de alças intestinais) concomitantemente à dose de 45 Gy sobre linfonodos pélvicos e 50 Gy sobre útero, em um total de 25 sessões.[10]

No estádio IIIA, em virtude de comprometimento de terço distal da vagina, as cadeias inguinais devem ser incluídas no campo de tratamento com dose de 45 a 50 Gy.

Linfonodos comprometidos confirmados por exame se imagem (tomografia computadorizada (TC), ressonância magnéticas (RM) ou tomografia por emissão de pósitrons (PET-CT)) devem receber maiores doses, com valores de 55 a 60 Gy englobando exclusivamente a linfonodomegalia.[11]

Radioterapia adjuvante

Pacientes submetidas à cirurgia devem ser avaliadas quanto a fatores de risco de recorrência encontrados na peça cirúrgica.

Segundo o GOG 92,[4] fatores como invasão do espaço linfovascular, invasão estromal mais de um terço de invasão do estroma e tumor maior do que 4 cm ensejariam a indicação de radioterapia adjuvante. Após sua atualização em 2006, determinou-se que a indicação de radioterapia estaria relacionada à presença de dois ou mais dos fatores descritos, classificando essas pacientes no grupo intermediário.[12]

Esse estudo[12] randomizou pacientes com histerectomia total e linfadenectomia pélvica para nenhum tratamento adicional ou radioterapia adjuvante e demonstrou ganho de sobrevida livre de doença, que era o desfecho do estudo. Após 10 anos de seguimento, houve uma tendência a ganho de sobrevida global, porém sem significância estatística, embora esse estudo não tenha sido planejado com o intuito de ter poder estatístico para analisar benefício em sobrevida.

A histologia adenocarcinoma ou adenoescamoso estava presente em 27% dos pacientes e foi a que apresentou o maior benefício com radioterapia adjuvante, gerando redução de recidiva de 44% para 8,8%. Pacientes com tumores adenocarcinoma ou adenoescamoso são consideradas do grupo de alto risco e seu tratamento deve incluir radioterapia combinada à quimioterapia adjuvante.[12]

Pacientes que apresentam comprometimento linfonodal, margem positiva ou comprometimento microscópico de paramétrio são classificadas no grupo de alto risco, sendo indicado o tratamento combinado de radioterapia associada a esquema de quimioterapia que envolva cisplatina ou carboplatina + placitaxel.

A Tabela 14.1 resume as indicações de radioterapia e quimiorradioterapia de acordo com a classificação de risco intermediário e alto.

Tabela 14.1. Indicações de radioterapia e quimiorradioterapia de acordo com a classificação de risco intermediário e alto.

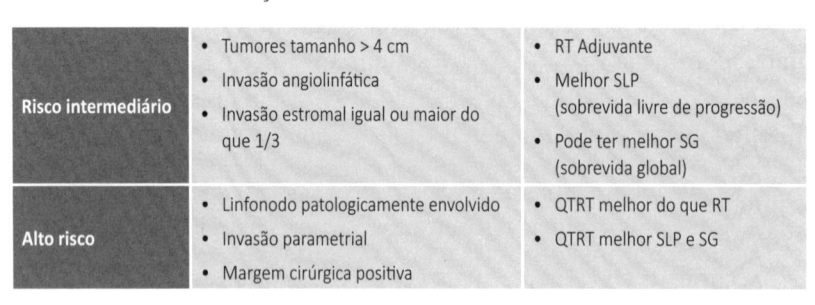

Risco intermediário	• Tumores tamanho > 4 cm • Invasão angiolinfática • Invasão estromal igual ou maior do que 1/3	• RT Adjuvante • Melhor SLP (sobrevida livre de progressão) • Pode ter melhor SG (sobrevida global)
Alto risco	• Linfonodo patologicamente envolvido • Invasão parametrial • Margem cirúrgica positiva	• QTRT melhor do que RT • QTRT melhor SLP e SG

Fonte: Elaborada pela autoria do capítulo.

O GOG 109[5] avaliou o papel da quimioterapia adjuvante comparando pacientes considerados de alto risco (linfonodo, paramétrio ou margem comprometidos) entre histerectomia e radioterapia *versus* quimiorradioterapia, demonstrando ganho de sobrevida livre de doença e sobrevida global (81% QTRT *vs.* 71% RT, HR 1-96) (p = 0,007). Pacientes com dois ou mais linfonodos comprometidos consistem no grupo com o maior benefício para uso de quimioterapia adjuvante.

Radioterapia em cadeias para aórticas

Estudos antigos demonstram benéfico de radioterapia profilática em cadeias para-aórticas. O RTOG 79-20[3] demonstrou ganho de sobrevida em 5 anos de 11% nas pacientes estádio IB2 e IIA com tumor maior do que 4 cm ou estádio IIIB submetidas à radioterapia profilática de cadeia para-aórtica. Não houve redução nas taxas de recidiva local ou à distância.

Um estudo do EORTC randomizou pacientes com doença estádio IB-IIB com linfonodos pélvicos positivos e estádio III para radioterapia pélvica ou pélvica ou para-aórtica e não demonstrou ganho de sobrevida global ou sobrevida livre de doença, embora a incidência de metástases na cadeia para-aórtica e metástases à distância sem tumor no sítio pélvico tenha sido maior no grupo de irradiação pélvica exclusiva.[13]

O tratamento profilático da cadeia para-aórtica constitui tratamento controverso, não sendo indicado porém pode ser individualizado em casos de pacientes com linfonodos positivos pélvicos. Nesses casos, pode-se utilizar campos de radioterapia com limites superiores de até 5 cm acima do linfonodo comprometido ou do limite no nível dos vasos renais, para reduzir o risco de toxicidades intestinais.

Nos casos de doença para-aórtica comprovada, deve-se incluir a cadeia para-aórtica no tratamento, devendo prescrever dose de 54 a 60 Gy sobre os linfonodos comprometidos e 45 a 50 Gy sobre a cadeia para-aórtica. Um estudo do GOG com 95 pacientes com doença em linfonodo para-aórtico submetidas à quimiorradioterapia, incluindo esta cadeia, apresentou sobrevida global e sobrevida livre de doença em 3 anos de 39 e 34% respectivamente com toxicidade grau 3 de 19%.[14]

Estudos uni-institucionais não randomizados envolvendo um pequeno número de pacientes comparando uso de IMRT × tratamento convencional demonstraram uma importante redução de toxicidade aguda e tardia, além de ganho de sobrevida global em 3 anos com uso de IMRT. A IMRT comparada à RT 3D em estudo randomizado apresentou significativa queda nas taxas de toxicidade aguda, como proctite e cistite.[15]

Tempo de tratamento

Em pacientes com estádio IB a IIIB, o tempo global de tratamento da quimiorradioterapia e braquiterapia maior do que 56 dias apresentou maior taxa de progressão de doença em pelve (26 *versus* 9%, HR 2,8, IC95% 1,2-16).[14]

Técnicas de radioterapia

Recomenda-se programação e tratamento em posição supina. A simulação para localização de linfonodos fornece delineamento de campo mais preciso e individualizado.[16] Os volumes-alvos a serem delineados são: 1) volume tumoral macroscópico, denominado *gross tumor volume* (GTV); 2) o volume tumoral clínico, *clinical tumor volume* (CTV); e 3) o volume tumoral de planejamento, *planning tumor volume* (PTV).[16]

O GTV inclui toda a doença macroscópica e o sinal intermediário e alto visto na sequência T2-da RM.

O CTV inclui GTV, toda cérvix, se não englobada pelo GTV, todo o útero, paramétrios e, quando há envolvimento do ligamento útero--sacro, deve-se incluir todo mesoreto. Com relação ao CTV nodal, são incluídos todos os linfonodos envolvidos e as cadeias de drenagem nodais, como ilíaco comum, interno e externo, obturadores e pré-sacrais.

O PTV é gerado adicionando 1,5 a 2 cm de margem do CTV primário e 0,7 cm do CTV nodal. Margens mais generosas podem ser necessárias para compensar o movimento do alvo.

A inclusão dos linfonodos para-aórticos depende da extensão da doença e do estadiamento. O limite superior dos campos estendidos (EFRT) para linfonodos para-aórticos costuma ser de T12 a L1, lateralmente englobando as pontas dos processos transversos. Para minimizar a dose nos rins e no intestino delgado, o planejamento conformacional e o uso da intensidade modulada são fundamentais.

A borda superior do campo geralmente fica em L4 e L5, mas, se há linfonodos ilíacos comuns envolvidos, a borda superior pode ser até o nível aproximado de L3 a L4. Inferiormente, o limite, em geral, corresponde ao forame obturador. Importante que o limite inferior seja 3 cm abaixo do limite inferior de doença vaginal, sendo extremante útil o uso de marcador rádio-opaco na cérvix ou na margem distal de qualquer doença vaginal.

O limite lateral do campo costuma ser a 2 cm lateral ao limite pélvico. Posteriormente, inclui todo o sacro e cobre o tecido parametrial lateral ao reto; e anterior, cortando a sínfise púbica.

Com relação às doses da radioterapia externa, utilizam-se 45 Gy na pelve, fracionamento de 1,8 Gy por fração com quimioterapia concomitante baseada em platina. Casos que não recebam quimioterapia concomitante podem receber 50 Gy, com fracionamento de 2 Gy por dia.

Na radioterapia pós-operatória, utiliza-se dose de 45 a 50,4 Gy e o volume inclui 3 a 4 cm de vagina, além de paramétrios e linfonodos pélvicos.

Reforço em paramétrio pode ser feito com radioterapia externa no estádio IB–IIA com doses de 45 a 50 Gy, IIB com 45 a 54 Gy, III–IVA = 54 a 60 Gy. Com o advento de novos aplicadores de braquiterapia que combinam o componente intracavitário com o intersticial, a tendência é que esse reforço seja oferecido com braquiterapia naquelas pacientes que apresentam doença residual ao fim da teleterapia.

Linfonodos para-aórticos tratados eletivamente recebem 45 Gy. Linfonodos com acometimento grosseiro podem receber de 54 até 60 Gy, com IMRT. Pode-se utilizar a IMRT com reforço integrado simultâneo, *simultaneously integrated boost* (SIB) para linfonodos acometidos, reduzindo-se o tempo total de tratamento.

Com relação à dose para linfonodos, o PTV nodal recebe 45 Gy/25 frações, SIB para CTV nodal: 50 Gy/25 frações, SIB para GTV nodal: 54 Gy/25 frações.

Os limites de dose para a radioterapia externa são as seguintes:[17]

- Cabeça do fêmur: máx. dose < 52 Gy, V 35 < 10%.

- Reto: V 40 < 40-60%, V 50 < 50%, V 60 < 35%, V 65 < 25%.

- Bexiga: V 40 < 40-60%, V 45 < 35%, V 65 < 50%.

- Saco intestinal: V 40 < 30%. Intestino delgado: V 35 < 35%; máx. pt. dose < 56 Gy; V 45 < 195 cc.

- Medula óssea: V 20 < 75%, V 10 < 90%, V 40 < 37%.
- Rins bilaterais: V 16 < 25%; rim total mediana < 15 Gy.
- Fígado: dose mediana < 30 Gy.

Braquiterapia

O sucesso no tratamento do câncer do colo do útero localmente avançado requer a combinação de radioterapia externa e braquiterapia. Os radioisótopos usados em braquiterapia são inseridos em contato com o tumor e têm rápida queda de dose, que nos permite conseguir alta dose central e menores doses fora da região do tratamento.

Em série do MDACC, pacientes com tumores EC IIIB que recebiam maiores doses de radioterapia externa apresentavam menor sobrevida, causa específica e mais efeitos colaterais grau 3 a 5, mostrando a importância de se balancear os dois componentes do tratamento.[18]

Não há diferença em sobrevida, recidiva pélvica e complicações retais ou vesicais em pacientes recebendo HDR e LDR de acordo com metanálise com 18.937 pacientes.

A técnica da braquiterapia consiste no exame sob anestesia no local em que se palpam o colo uterino e o volume de doença e localiza-se, ao exame especular, o orifício cervical externo para inserção da sonda intrauterina. Realiza-se sondagem vesical em técnica asséptica, injetando-se 7 mL de contraste no balonete, de acordo com as recomendações do ICRU38. Preenche-se a bexiga com soro fisiológico para retificar o útero e facilitar o trajeto da sonda intrauterina.

Perfuração uterina pode ocorrer em 14% dos casos, sendo mais comum na parede posterior. O uso de ultrassom pode evitar perfuração e, na ocorrência da perfuração, deve-se considerar antibióticos.

Os aplicadores de escolha são tandem e ovoides, tandem e anel, tandem e cilindro no acometimento ou estreitamento vaginal ou, ainda, molde vaginal, mais comumente usado na Europa, além dos aplicadores intersticiais, que são usados em combinação com os intracavitários, cujo uso tem crescido inclusive para reforço parametrial.

A inserção assimétrica do tandem e ovoides, deslocamento dos ovoides em relação ao orifício cervical e tamponamento inadequado estão associados à pobre resposta tumoral e pior sobrevida.[16]

A maioria dos centros no Brasil realiza a braquiterapia com base em radiografias, em que a prescrição é feita no ponto A, localizado a 2 cm lateral e superior ao orifício cervical externo.

Está ocorrendo uma transição para a braquiterapia guiada por imagem (IGBT), que permite redução na dose para OAR e escalonamento de dose, com melhor controle local e menor toxicidade do que baseada em radiografia.[18]

RetroEMBRACE, estudo de coorte, multicêntrico, com 731 pacientes mostrou que IGBT combinada à radioquimioterapia em câncer cervical localmente avançado aumentou o controle pélvico LC (91%), PC (87%), OS (74%) e a sobrevida com limitada morbidade.[20]

O ideal na braquiterapia guiada por imagem é realizar PET-CT e RM pré-tratamento, com RM por ocasião da primeira inserção de braquiterapia e TC a cada inserção para planejamento e fusão de imagens. MR é superior, mas CT e ultrassonografia podem ser usadas para IGBT. A recomendação é continuar a usar pontos de referência-padrão e documentar HRCTV, D90, D2cc para bexiga, reto e sigmoide.[21]

O HRCTV é o CTV de alto risco, que inclui GTV visto na MRI em T2, todo o colo do útero e achados palpáveis no momento da braquiterapia.

Usando o ponto A, há um aumento da dose para vagina, sigmoide e, muitas vezes, bexiga e reto. O planejamento guiado por imagem permite tratamento conformado sobre a doença, limitando a dose em OAR.

A dose total do tratamento é de 80 a 90 Gy. As medidas para baixa taxa de dose são 35 a 45 Gy e as altas taxas de dose mais utilizadas são 7 Gy em 4 frações, 6 Gy × 5 frações, 3 × 8 Gy. Na realidade, é fornecida uma dose muito alta onde está o tumor.

Os limites de dose da braquiterapia de alta taxa de conformacional são os seguintes:

- D2cc sigmoide < 75 Gy, D2cc reto < 75 Gy.
- D2cc < 90 Gy bexiga (planejamento baseado em TC/RM).
- Mucosa vaginal superior < 120 Gy, terço médio da mucosa vaginal < 80-90 Gy, mucosa vaginal inferior < 60-70 Gy. Doses vaginais > 50-60 Gy ensejam fibrose e estenose.
- Útero < 100 Gy, ureteres < 75 Gy.
- Falência ovariana ocorre com 5 a 10 Gy e esterilidade com 2 Gy.

O tipo de reforço tem importância no câncer cervical. No período de 2004 a 2011, Gill,[22] em análise de 7.654 pacientes, mostrou decréscimo do uso da braquiterapia e aumento do uso de SBRT/IMRT, em detrimento de sobrevida maior do que a omissão de quimioterapia (p < 0,01), não sendo aceitável fazer reforço de radioterapia externa em pacientes que podem receber braquiterapia.

Uma grande parte de mulheres com câncer do colo do útero não está recebendo braquiterapia para câncer do colo do útero localmente avançado. Estudo do SEER,[23] que avaliou a tendência do uso de braquiterapia nos Estados Unidos, mostrou que 37% das mulheres receberam radioterapia externa exclusiva, em vez de receber o tratamento combinado, o que resultou em um marcado decréscimo em sobrevida. O uso de braquiterapia aumenta a SG, com HR 0,66 (IC95% 0,6-0,74).

Recidiva

Pacientes com doença recidivada devem realizar PET-CT para avaliação de doença local e à distância.

Pacientes com recidiva local devem ser submetidas, se possível, a resgate cirúrgico com histerectomia ou até exenteração pélvica. São as candidatas ideais a resgate com radioterapia pacientes com recidiva local ou linfonodal (pélvica ou para-aórtica) com contraindicação cirúrgica e não irradiada previamente.

Pacientes submetidas à radioterapia previamente, hoje em dia, podem ser submetidos à reirradiação em casos selecionados. Estudos retrospectivos mostram resposta completa de 69%, controle local em 5 anos de 79% e sobrevida global de 60% em pacientes com recidiva local não irradiadas previamente submetidas à radioterapia com dose de 45 Gy com reforço sobre doença grosseira de 16 Gy.

O estudo KROG 14-11,[24] com 100 pacientes com recidiva local ou oligometastáticos submetidos à reirradiação com radioterapia estereotática com dose de 36 Gy em três frações, apresentou sobrevida global em 2 e 5 anos de 57,5% e 32,9% com toxicidade grau 3 de 5% dos casos. Fatores prognósticos foram dose com BED > 90 Gy e maior intervalo de recidiva. Doses mais elevadas de 39 Gy em 3 frações também foram prescritas em outro estudo com 23 pacientes, demonstrando sobrevida global de 89% com fístula retovaginal em 13% dos casos.

Toxicidades

As toxicidades agudas mais frequentes são prurido, descamação seca e úmida, náuseas, colite, cistite e vaginite.

A braquiterapia pode ainda cursar com perfuração uterina e laceração vaginal.

As toxicidades tardias são estenose vaginal, estreitamento ureteral, fístulas vesicovaginais e retovaginais, obstruções e perfurações intestinais (< 5%) e fratura da cabeça do fêmur (< 5%).

Referências bibliográficas

1. Landoni F, Maneo A, Colombo A, et al. Randomised study of radical surgery versus radiotherapy for stage Ib-IIa cervical cancer. *Lancet* 1997;350:535-540.

2. Albuquerque Kevin, et al. Compendium of fractionation choices for gynecologic HDR brachytherapy. An American Brachytherapy Society Task Group Report. Brachytherapy *in press*, 2019.

3. Rotman M, Pajak TF, Choi K, et al. Prophylactic extended-field irradiation of para-aortic lymph nodes in stages IIB and bulky IB and IIA cervical carcinomas. Ten-year treatment results of RTOG 79–20. JAMA 1995;274:387-893.

4. Sedlis A, Bundy BN, Rotman MZ, et al. A randomized trial of pelvic radiation therapy versus no further therapy in selected patients with stage IB carcinoma of the cervix after radical hysterectomy and pelvic lymphadenectomy: a Gynecologic Group Study. Gynecol Oncol 1999;73:177-183.

5. Peters WA, Liu PY, Barrett RJ, et al. Concurrent chemotherapy and pelvic radiation therapy compared with pelvic radiation therapy alone as adjuvant therapy after radical surgery in high-risk early-stage cancer of the cervix. J Clin Oncol 2000;18:1606-1613.

6. Keys HM, et al. Radiation therapy with and without extrafascial hysterectomy for bulky stage IB cervical carcinoma: a randomized trial of the Gynecologic Oncology Group Gynecologic Oncology, 2003. Volume 89, Issue 3, 343-353.

7. CCCMAC. Reducing uncertainties about the effects of chemoradiotherapy for cervical cancer: individual patient data meta-analysis. Chemoradiotherapy for Cervical Cancer Meta-analysis Collaboration (CCCMAC) Cochrane Database Syst Rev. 2010.

8. Dueñas-González A, Zarbá JJ, Patel F, et al. Phase III, open-label, randomized study comparing concurrent gemcitabine plus cisplatin and radiation followed by adjuvant gemcitabine and cisplatin versus concurrent cisplatin and radiation in patients with stage IIB to IVA carcinoma of the cervix. J Clin Oncol. 2011;29(13):1678-85.

9. Chino J, et al. Radiation Therapy for Cervical Cancer: Executive Summary of an ASTRO Clinical Practice Guideline. Practical Radiation Oncology, Volume 10, Issue 4, 220-234.

10. Harkerider MM, Altoos B, Small W. Prognostic significance of residual lymph node status after definitive chemoradiotherapy in patients with node-positive cervical cancer. Gynecologic Oncology. Vol. 148, Issue 3;2018, p. 437-438. ISSN 0090-8258. Disponível em: https://doi.org/10.1016/j.ygyno.2018.02.001. (https://www.sciencedirect.com/science/article/pii/S0090825818301100).

11. Choi KH, Kim JY, Lee DS, et al. Clinical impact of boost irradiation to pelvic lymph node in uterine cervical cancer treated with definitive chemoradiotherapy. Medicine (Baltimore). 2018;97(16):e0517.

12. Rotman M, Sedlis A, Piedmonte MR, et al. A phase III randomized trial of postoperative pelvic irradiation in stage IB cervical carcinoma with poor prognostic features: follow-up of a gynecologic oncology group study. Int J Radiat Oncol Biol Phys 2006;65:169-176.

13. Haie C, Pejovic MH, Gerbaulet A, Horiot JC, Pourquier H, Delouche J, Heinz JF, Brune D, Fenton J, Pizzi G, et al. Is prophylactic para-aortic irradiation worthwhile in the treatment of advanced cervical carcinoma? Results of a controlled clinical trial of the EORTC radiotherapy group. Radiother Oncol. 1988 Feb;11(2):101-12. doi: 10.1016/0167-8140(88)90245-9. PMID: 3281186.

14. Varia MA, Bundy BN, Deppe G, Mannel R, Averette HE, Rose PG, Connelly P. Cervical carcinoma metastatic to para-aortic nodes: extended field radiation therapy with concomitant 5-fluorouracil and cisplatin chemotherapy: a Gynecologic Oncology Group study. Int J Radiat Oncol Biol Phys. 1998 Dec 1;42(5):1015-23. doi: 10.1016/s0360-3016(98)00267-3. PMID: 9869224.

15. Du XL, Sheng XG, Jiang T, et al. Intensity-modulated radiation therapy versus para-aortic field radiotherapy to treat para-aortic lymph node metastasis in cervical cancer: prospective study. Croat Med J. 2010;51(3):229-236. doi:10.3325/cmj.2010.51.229.

16. Viswanathan AN. Uterine cervix. In: Halperin CE, Wazer DE, Perez CA, Brady LW, editors. Principles and practice of radiation oncology. 6th ed. Philadelphia: Lippincott Williams & Wilkins; 2013. p. 1355-425.

17. Tanderup K, Eifel PJ, Yashar CM, Pötter R, Grigsby PW. Curative radiation therapy for locally advanced cervical cancer: brachytherapy is NOT optional. Int J Radiat Oncol Biol Phys. 2014 Mar 1;88(3):537-9. doi: 10.1016/j.ijrobp.2013.11.011. Epub 2014 Jan 7. PMID: 24411631.

18. Pötter R, Haie-Meder C, Van Limbergen E, Barillot I, De Brabandere M, Dimopoulos J, Dumas I, Erickson B, Lang S, Nulens A, Petrow P, Rownd J, Kirisits C; GEC ESTRO Working Group. Recommendations from gynaecological (GYN) GEC ESTRO working group (II): concepts and terms in 3D image-based treatment planning in cervix cancer brachytherapy-3D dose volume parameters and aspects of 3D image-based anatomy, radiation physics, radiobiology. Radiother Oncol. 2006 Jan;78(1):67-77. doi: 10.1016/j.radonc.2005.11.014. Epub 2006 Jan 5. PMID: 16403584.

19. Song S, Rudra S, Hasselle MD, Dorn PL, Mell LK, Mundt AJ, Yamada SD, Lee NK, Hasan Y. The effect of treatment time in locally advanced cervical cancer in the era of concurrent chemoradiotherapy. Cancer. 2013 Jan 15;119(2):325-31.

20. Bentzen SM, Constine LS, Deasy JO, et al. Quantitative Analyses of Normal Tissue Effects in the Clinic (QUANTEC): an introduction to the scientific issues. Int J Radiat Oncol Biol Phys. 2010;76(3 Suppl):S3-S9. doi:10.1016/j.ijrobp.2009.09.040.

21. Viswanathan AN, Cormack R, Rawal B, et al. Increasing brachytherapy dose predicts survival for interstitial and tandem-based radiation for stage IIIB cervical cancer. Int J Gynecol Cancer 2009;19:1402-1406.

22. Sturdza A et al. Image guided brachytherapy in locally advanced cervical cancer: improved pelvic control and survival in RetroEMBRACE, a multicenter cohort study. Radiotherapy and Oncology 2016; 120 (3): 428-433.

23. Haie-Meder C, Pötter R, Van Limbergen E, et al. Recommendations from Gynaecological (GYN) GEC-ESTRO Working Group (I): concepts and terms in 3D image based 3D treatment planning in cervix cancer brachytherapy with emphasis on MRI assessment of GTV and CTV. Radiother Oncol. 2005;74(3):235-45.

24. Gill BS, Lin JF, Krivak TC, et al. National Cancer Data Base analysis of radiation therapy consolidation modality for cervical cancer: the impact of new technological advancements. Int J Radiat Oncol Biol Phys. 2014;90(5):1083-90.

Novos Tratamentos Sistêmicos no Câncer do Colo do Útero

Angélica Nogueira Rodrigues
Rosielly Melo Tavares

Introdução

Com aproximadamente 570 mil casos novos por ano, o câncer de colo do útero é o quarto mais incidente no sexo feminino no mundo, sendo responsável pela morte de e 311 mil mulheres por ano, 85% delas em países de baixa e média rendas.[1] No Brasil, segundo dados do Instituto Nacional de Câncer, com 16.710 novos casos e cerca de 4 mil óbitos por ano pela doença, o câncer do colo do útero é atualmente a terceira causa de câncer na mulher. A maioria das pacientes se apresenta com doença localmente avançada, e cerca de 10% metastáticas ao diagnóstico.[2] Segundo dados do SEER (Surveillance, Epidemiology and End Results Program), 15 a 61% das pacientes desenvolverão metástases em algum momento do curso de sua doença, mais comumente nos primeiros dois anos do término do tratamento inicial.[1] Em algumas pacientes, principalmente naquelas com recidiva pélvica isolada, resgate cirúrgico com intuito curativo pode ser tentado, mas, a maioria das pacientes necessitará de tratamento sistêmico paliativo.

Virtualmente 100% dos casos de câncer do colo do útero são causados pela infecção pelo HPV. A infecção pelo HPV desencadeia uma cascata de alterações genéticas e epigenéticas que culminam na tumorigênese.[3] A compreensão das etapas envolvidas neste processo tem aberto oportunidades para o desenvolvimento racional de tratamentos-alvo direcionados, imunoterapias e outras modalidades terapêuticas, com o objetivo de superar os limitados resultados alcançados até o momento no tratamento do câncer do colo do útero. O racional para a atual linha de exploração de novas tecnologias e os avanços recentes no tratamento sistêmico do câncer do colo do útero serão discutidos no presente capítulo.

Agentes citotóxicos

A principal incorporação de medicamento para o tratamento sistêmico do câncer do colo do útero avançado foram os agentes platínicos. Apesar de não ter havido um estudo inicial que comparasse cisplatina a suporte clínico exclusivo, esse composto passou a ser o pilar de tratamento das pacientes com doença avançada e pautou o desenvolvimento terapêutico nas últimas décadas. No entanto, a sobrevida livre de progressão com platina isolada é em torno de apenas 3 meses e combos de quimioterápicos citotóxicos à base de platina substituíram a droga isolada no tratamento sistêmico de 1ª linha da doença avançada. Os dados que suportam superioridade da terapia combinada em relação à platina isolada são limitados. O primeiro estudo de fase III que demonstrou aumento de sobrevida global com combinação foi publicado por Long et al.,[4] em 2005, e o combo utilizado foi topotecano com platina *versus* platina isolada. No entanto, significativa mielotoxicidade dificultou a ampla incorporação da combinação. Em metanálise publicada em 2012, incluindo cinco estudos randomizados e 1.112 pacientes, Scatchard et al.[5] demonstraram que platina isolada resulta em menor taxa de reposta (risco relativo [RR] 0,60, IC 95% 0,44-0,81), mas com menor toxicidade, especialmente hematológica. Sobre a escolha do combo platínico, a evidência que usamos atualmente vem do estudo de fase III GOG 204, publicado no ano de 2009, no qual Monk et al.[6] compararam quatro combos baseados em platinas em paciente com doença avançada: cisplatina e paclitaxel (controle) *versus* cisplatina e vinorelbine, gencitabina ou topotecano, não tendo sido demonstradas diferenças significativas em taxas de resposta ou sobrevida entre os braços terapêuticos

A carboplatina é menos tóxica do que cisplatina, e a substituição da cisplatina por esse composto é respaldada pelos resultados do estudo *Japanese Clinical Oncology Group 0505* (JCOG 0505),[7] que demonstrou taxas de resposta e sobrevida semelhantes entre os braços com carbo ou cisplatina, exceto no grupo que não havia recebido cisplatina previamente, coorte que apresentou maior eficácia com cisplatina comparado à carboplatina.

O tratamento de 2ª linha da doença avançada é ainda mais desafiador em virtude da escassez de estudos clínicos e das *performances* pífias de citotóxicos nesse cenário clínico. Não há evidência de que o tratamento antineoplásico em 2ª linha paliativa seja melhor do que suporte clínico exclusivo. Contudo, agentes citotóxicos isolados são comumente indicados e a escolha se pauta na exposição terapêutica prévia, toxicidade residual e *performance status*. Os agentes mais ativos, com taxas de resposta objetiva em torno de 15 a 20%, são carboplatina, nab-paclitaxel, paclitaxel, gencitabina, pemetrexede, vinorelbina, ifosfamida, topotecano e irinotecano.[8-11] Garcia *et al.* apresentaram, na ASCO 2018, resultados de estudo de fase II com 32 pacientes tratadas com o agente inibidor de microtúbulos eribulina. Eribulina atingiu taxa de resposta objetiva de 20%, doença estável em 37% das pacientes tratadas e boa tolerância, tornando-se mais uma opção, mas proporcionando pouco benefício clínico, assim como os outros citotóxicos testados.[12]

Inibidores de angiogênese

Forte racional respalda a exploração da ação de inibidores de angiogênese no tratamento do câncer do colo do útero. Estudos pré-clínicos evidenciaram que a integração do genoma do hospedeiro pelo HPV e consequente expressão de suas proteínas E6 e E7 inibem proteínas com funções-chave em vias de sinalização supressoras tumorais, induzindo aumento de fator 1-alfa indutor de hipóxia que, por sua vez, provoca aumento de VEGF (fator de crescimento do endotélio vascular) e angiogênese.[13,14] O aumento de VEGF está associado a maior risco de invasão do espaço linfovascular, paramétrios e linfonodos e a estágios mais avançados da neoplasia.[15] Clinicamente, formações vasculares aberrantes podem ser observadas à colposcopia de mulheres com neoplasias intracervicais iniciais, fortalecendo a hipótese do papel central da angiogênese na carcinogênese HPV relacionada desde suas etapas iniciais.

A primeira evidência de eficácia terapêutica desta classe de medicamentos em câncer do colo do útero foi apresentada em um estudo de fase I que explorou TNP-470,[16] um derivado de *Aspergillus fumigatus frenesius* com ação antiangiogênica, e reportou uma paciente com metástase pulmonar tendo apresentado resposta completa duradoura. Após alguns relatos de caso de atividade promissora do inibidor de VEGF bevacizumabe neste contexto clínico, Monk *et al.*[17] exploraram, em estudo de fase II, sua atividade como agente isolado em 46 pacientes já previamente submetidas a uma ou duas linhas de tratamento citotóxico prévias. Bevacizumabe foi bem tolerado, 10% das pacientes apresentaram resposta parcial com duração mediana de 6,2 meses e 24% das pacientes estavam livres de progressão após 6 meses em tratamento. Outro estudo de fase II, conduzido por Zighelboim *et al.,*[18] explorou bevacizumabe em combinação com topotecano e cisplatina em 27 pacientes com doença avançada. Uma paciente apresentou resposta completa, 8 (31%) resposta parcial, 10 (39%) doença estável e a probabilidade de sobrevida livre de progressão em 6 meses foi de 59%. No entanto, significativo número de pacientes apresentou mielotoxicidade graus 3 e 4, frustrando a continuidade da investigação da combinação em estudo de fase III.

O estudo de fase III GOG 240 investigou bevacizumabe combinado à quimioterapia (paclitaxel e cisplatina ou paclitaxel e topotecano) *versus* quimioterapia isolada, e o braço do estudo com inibidor de angiogênese apresentou maior sobrevida global (17 *versus* 13,3 meses, HR 0,71; IC 98% 0,54-0,95), estabelecendo bevacizumabe associado à cisplatina e paclitaxel como o atual padrão terapêutico para a 1ª linha paliativa de pacientes com câncer do colo do útero. Do ponto de vista de toxicidade, pacientes tratadas com bevacizumabe apresentaram significativo aumento nas taxas de hipertensão graus 2 ou maior ($25 \times 2\%$) e fístulas vaginais graus 3 ou maior ($6 \times < 1\%$), identificando-se como principais fatores de risco para fistulização a irradiação prévia da pelve e a recidiva da doença no campo da radioterapia.[19] Com o objetivo de avaliar a segurança da substituição de cisplatina por carboplatina nesta combinação, o estudo de fase II de braço único CECILIA avaliou a adição de bevacizumabe à carboplatina e paclitaxel em pacientes com câncer do colo do útero metastático, recidivado ou persistente, e não elegíveis a cirurgia ou radioterapias curativas:[20] em um acompanhamento médio de 27,8 meses evidenciou-se uma taxa de resposta objetiva de 61% (IC de 95%: 52-69%) e a sobrevida livre de progressão mediana foi de 10,9 (10,1-13,7) meses. Segundo conclusão dos autores, bevacizumabe pode ser combinado com carboplatina e paclitaxel em população semelhante à incluída no estudo CECILIA. A incidência de fístula/perfuração gastrointestinal está de acordo com GOG-0240; os resultados da eficácia são encorajadores.

Inibidores de tirosinoquinases com ação antiangiogênica também apresentaram resultados positivos no tratamento de câncer do colo do útero. No estudo de fase II CIRCCa, pacientes com doença avançada (83% haviam recebido uma linha prévia de tratamento) foram randomizadas entre quimioterapia com carboplatina e paclitaxel associados ou não ao inibidor do receptor de VEGF cediranibe. O estudo foi interrompido precocemente por decisão de interromper o suprimento mundial de cediranibe. De 80 pacientes, 69 planejadas, foram incluídas e o braço que recebeu cediranibe apresentou maior sobrevida livre de progressão (6,7 meses e 8,1 meses, HR 0,58, IC 80% 0,4-0,85), apesar das limitações, o dado fortalecendo o conceito da ação de inibidores de angiogênese nesse cenário.[21] O inibidor de angiogênese pazopanibe também apresentou atividade quando comparado ao inibidor de HER2 lapatinibe em pacientes com doença avançada, em estudo de fase II conduzido por Monk *et al.*[22] Já o inibidor sunitinibe não apresentou atividade em estudo de fase II que justificasse prosseguir sua investigação em câncer do colo do útero (Tabelas 15.1 e 15.2).

Tabela 15.1. Principais estudos de fase II e III de antiangiogênicos em câncer do colo do útero avançado.

Antiangiogênicos	Fase e momento terapêutico	Pacientes (N)	Esquema	TR	SLP (meses)	SG (meses)
Monk *et al.* 2009	II; 2ª e 3ª linhas	46	Bevacizumabe 15 mg/kg 21/21 dias	10,9	3,4	7,2
Zighelboim *et al.* 2013	II; 1ª linha	27	Topotecano 0,75 mg/m², D1-3 + Cisplatina 50 mg/m² D1 + bevacizumabe 15 mg/kg, D1, 21/21 dias	35	7,1	13,2
Tewara KS *et al.* 2014	III; 1ª linha	452	Cisplatina 50 mg/m² + Paclitaxel 135 ou 175 mg/m², D1 ou Topotecano 0,75 mg/m², D1-3 + Paclitaxel 175 mg/m², D1 com ou sem Bevacizumabe 15 mg/kg	48% *vs.* 36% (*P* = 0,008)	8,2 *vs.* 5,9 (*P* = 0,002)	17 *vs.* 13,3 (*P* = 0,004)
Mackay HJ *et al.* 2010	II; 1ª ou 2ª linha	19	Sunitinibe 50 mg/day, (4 semanas sim, 2 não)	0	3,5	NR

(continua)

Tabela 15.1. Principais estudos de fase II e III de antiangiogênicos em câncer do colo do útero avançado. *(continuação)*

Antiangiogênicos	Fase e momento terapêutico	Pacientes (N)	Esquema	TR	SLP (meses)	SG (meses)
Monk BJ *et al.* 2010 e 2011	II; 2ª ou maior	152	Pazopanibe 800 mg dia *versus* Lapatinibe 1.500 mg/dia	9 *vs.* 5	4,1 *vs.* 3,9 (*P* < ,01)	11,4 *vs.* 10,1 (*P* = ,40)
Symonds P *et al.*, 2014	II; 1ª linha	69	Carboplatina AUC5 + Paclitaxel 175 mg/m², 21/21 dias, 6 ciclos com ou sem cediranibe 20 mg/dia	66 *vs.* 42 (*P* = 0,03)	8 *vs.* 6,8 (*P* = 0,046)	13,5 vs. 14,4 (*P* = ,401)
Redondo A *et al.* 2020	II; 1ª linha	150	Bevacizumabe 15 mg/kg, paclitaxel 175 mg/m² e carboplatina AUC 5 21/21 dias até progressão ou toxicidade limitante	61%	10,9	NR até o momento

TR: taxa de resposta; SLP sobrevida livre de progressão; SG sobrevida global; NR não reportado; vs: versus.
Fonte: Elaborada pela autoria do capítulo.

Tabela 15.2. Estudos de fase II de drogas alvo direcionadas em câncer do colo do útero localmente avançado.

Autor	Fase	Pacientes (N)	Esquema	TR (%)	SLP 3 anos (%)	SG 3 anos (%)
Inibidores de EGFR						
Nogueira-Rodrigues, 2014	II	36	Erlotinibe 150 mg/dia combinado à cisplatina e radioterapia	94,4	73,8	80,6
Antiangiogênicos						
Schefter, 2014	II	49	Bevacizumabe 10 mg/kg combinado à cisplatina e radioterapia	NR	68	80

TR: taxa de resposta; SLP sobrevida livre de progressão; SG sobrevida global; NR não reportado.
Fonte: Elaborada pela autoria do capítulo.

Imunoterapia

Estudos clínicos iniciais com imunoterápicos apresentam atividade promissora em câncer do colo do útero. O desenvolvimento de imunoterapias baseadas em células, incluindo TIL (*transfer of autologous tumor-infiltrating T lymphocytes*) e CAR T-cells (*chimeric antigen receptor engineered T-cells*) ainda está em estágios preliminares, com grandes desafios para seu avanço, especialmente em virtude de riscos de toxicidade grave, como síndrome de liberação de citoquinas, e aos altíssimos custos envolvidos no seu desenvolvimento.[23] As terapias não celulares, que incluem vacinas terapêuticas, conjugados anticorpo--droga e inibidores do *checkpoint* imune estão em estágios um pouco mais avançados. A estratégia em que os resultados estão mais próximos da prática clínica vem dos inibidores de *checkpoint* imune, explorando principalmente o bloqueio de CTLA-4 (*cytotoxic T-lymphocyte--associated protein 4*) e de PD-1/PD-L1 (*programmed death receptor-1/ programmed death-ligand1*).

Estudos pré-clínicos demonstraram associação entre níveis aumentados de PD-1/PD-L1 em colo de útero e positividade para HPV, e a expressão de ambos aumenta proporcionalmente ao grau de uma NIC (neoplasia intracervical).[24] O estudo CHECKMATE 358 avaliou o agente anti-PD1 nivolumabe em neoplasias HPV-dependentes recidivadas ou metastáticas independente da expressão de PD-L1 em células tumorais. Em 19 pacientes com câncer do colo do útero, a taxa de resposta foi 26%, incluindo uma resposta completa e quatro respostas de duração maior do que 6 meses.[25] O CheckMate-358 também explorou dois regimes diferentes combinando nivolumabe e ipilimumabe. Foram randomizados 91 pacientes que haviam recebido até duas terapias sistêmicas anteriores para receberem nivolumabe (3 mg/kg) a cada 2 semanas mais ipilimumabe (1 mg/kg) a cada 6 semanas ou nivolumabe (1 mg/kg) mais ipilimumabe (3 mg/kg), administrados a cada 3 semanas por 4 doses, seguidos por nivolumabe a 240 mg a cada 2 semanas. A mediana de PFS foi de 13,8 meses (IC 95%, 2,1-não alcançado) no braço nivo3 + ipi1 nos pacientes sem tratamento prévio e 3,6 meses (IC 95%, 1,9-5,1) naqueles com terapia sistêmica anterior. O braço nivo1 + ipi3 obteve um PFS mediano de 8,5 meses (IC de 95%, 3,7 não atingido) naqueles sem tratamento prévio e 5, 8 meses (IC de 95%, 3,5-17,2) naqueles que receberam terapia sistêmica anterior. A taxa de resposta objetiva foi de 31,6% naqueles sem terapia sistêmica prévia e 23,1% naqueles com terapia sistêmica anterior. Em nivo1+ipi3 as porcentagens de ORR foram 45,8% e

36,4%, respectivamente. Apesar dos dados promissores o Checkmate -358 necessita de dados mais maduros, idealmente em estudo randomizado com braço-padrão.[26] Outro estudo de fase II, NRGY002, avalia no momento nivolumabe em pacientes com câncer do colo do útero recorrente (NCI0225728).[27]

A ação do agente anti-PDL1 pembrolizumabe foi explorada no estudo KEYNOTE-028. A coorte de pacientes com câncer do colo do útero do estudo foi composta por 24 pacientes. A taxa de resposta reportada foi de 17% e a duração mediana de resposta de 5,4 meses. Segundo os investigadores, a toxicidade apresentada pelas pacientes foi baixa e tolerável: cinco pacientes apresentaram toxicidade grau 3 e não houve toxicidade grau 4.[28] Apresentados na ASCO 2018, os dados do KEYNOTE-158, estudo *basket* de fase II investigando a atividade antitumoral de pembrolizumabe em 11 tipos de tumores sólidos, incluindo pacientes com câncer do colo do útero com progressão ou intolerância à 1ª linha terapêutica. O *status* de PD-L1 fora checado e a positividade definida se escore combinado positivo (CPS) ≥ 1, avaliado retrospectivamente por imuno-histoquímica. Noventa e oito pacientes foram incluídas, 83% com tumores PD-L1 positivos. A taxa de resposta foi 12,2% (IC 95%, 6,5%-20,4%), sendo três respostas completas e dez parciais. Dezessete pacientes apresentaram doença estável e a taxa de controle de doença foi 30,6%. Todas as 13 respostas foram em pacientes com tumores PD-L1+, e a taxa de resposta com positividade para o biomarcador foi 16% (IC 95%, 8,8%-25,9%). Nove de 13 respostas estavam mantidas após ≥ 9 meses de seguimento. SLP mediana (IC 95% CI) e SG foram 2,1 meses (2,0-2,2 m) e 9,4 m (7,9-13,4 meses), respectivamente. Eventos adversos foram reportados em 65,3% dos pacientes, sendo o mais comum hipotireoidismo (10,2%), redução do apetite (9,2%), fadiga (9,2%) e diarreia (8,2%). Em 11,2% dos pacientes, os eventos adversos foram graus 3 ou 4.[29] Esse resultado, apresentado na ASCO 2018, resultou na aprovação de pembrolizumabe nos Estados Unidos pela FDA (Food and Drug Administration) nesse contexto clínico, assim como em alguns países da América Latina.

Em dois estudos de fase II também apresentados no ESMO 2020, o inibidor de PD-1 balstilimabe como um agente único e combinado com o inibidor de CTLA-4 zalifrelimab também produziu taxas de resposta promissoras, independentemente da expressão de PD-L1.[30] A maioria das respostas foi atingida rapidamente, com atividade observada nos primeiros dois ciclos de tratamento. Respostas clinicamente significativas foram observadas independentemente do subtipo histológico, nível de expressão do fator de tecido ou terapia anterior, incluindo o uso de quimioterapia dupla com bevacizumabe como tratamento de primeira linha. O balstilimabe como agente único obteve uma taxa de resposta de 14% no geral; de 20 respostas, 3 foram respostas completas. Com a combinação de balstilimabe e zalifrelimabe, as taxas de resposta aumentaram para 22%; sendo, de 23 respostas, 8 respostas completas. A duração mediana da resposta foi de 15,4 meses com balstilimab e não havia sido alcançada com a combinação no momento da apresentação dos dados.[30]

Na coorte de agente único, pelo status de PD-L1, as respostas foram observadas em 19%, 10% e 0% dos pacientes com doença positiva para PD-L1 (≥ 1%), doença negativa para PD-L1 e status desconhecido, respectivamente. No estudo de combinação, essas taxas foram de 27%, 11% e 21%, respectivamente.

Em andamento, o estudo GOG 3016/ENGOT-cx9,[31] Empower-Cervical é um estudo de fase III randomizado em que pacientes que progrediram após a 1ª linha paliativa, com ou sem bevacizumabe, são randomizadas entre quimioterapia à escolha do investigador (pemetrexede, gencitabina, topotecano, vinorelbine ou irinotecano) *versus* cemiplimabe. Em primeira linha, o estudo de fase III Beatcc avalia o acréscimo de atezolizumabe ao esquema de platina, paclitaxel e bevacizumabe; o acréscimo depembrolizumabe também está sendo investigado em similar contexto clínico, sendo o uso de bevacizumabe a critério do investigador.

Estudo de fase I/II avaliou a segurança e eficácia do agente anti-CTLA-4 ipilimumabe em 37 pacientes com câncer do colo do útero avançado, a dose de 10 mg/kg foi definida para exploração no estudo de fase II; no entanto, atividade significativa não foi observada no mesmo. O estudo de fase I GOG 9929[32] explora ipilimumabe em manutenção após tratamento de quimiorradioterapia para pacientes com doença localmente avançada e comprometimento de linfonodos para-aórticos (Tabela 15.3).

Tabela 15.3. Principais estudos com imunoterápicos em câncer do colo do útero.

Autor e/ou estudo	Fase e momento terapêutico	Esquema	Resultados principais	Principal toxicidade
Hollebecque et al. (CheckMate 358)	II; doença avançada	Nivolumabe 240 mg 14/14 dias	TR 26%	Hiponatremia, síncope e diarreia
NRG9929, NCT01711515	I; manutenção pós quimiorradioterapia doença localmente avançada	Ipilimumabe em doses escalonadas em manutenção de 21/21 dias por 12 semanas pós-quimiorradioterapia	Em andamento	Em andamento
Lheurex et al.	I-II; doença avançada	Ipilimumabe 10 mg/kg 21/21 dias	Não atingiu 4 respondedores, critério prosseguir	Anemia, hiponatremia, diarreia, colite
Frenel et al. (Keynote 28)	Ib; em pacientes com doença avançada PD-L1+	Pembrolizumabe 10 mg/kg 14/14 dias	TR 17%	Rash e proteinúria
Schellens et al. (Keynote 158)	II; em doença avançada PD-L1+	Pembrolizumabe 200 mg 14/14 dias	TR 17% se PD-L1+	Hipotireoidismo, aumento de transaminase, diarreia
NRG-GYO-02, NCT02257528	II	Nivolumabe	Em andamento	Em andamento
GOG3016/ ENGOTCx9 (Empower cervical)	III; doença avançada, platino resistente	Cemiplimabe *vs.* quimioterapia à escolha do investigador	Em andamento	Em andamento
O'Malley DM, et al. (Abstract LBA34)	II	Balstilimabe isolado ou em combinação com zalifrelimab	Balstilimabe isolado (TR: 14). Balstisimabe + zalifrelimab (TR: 22%)	alopecia (38%), epistaxe (30%), náusea (27%), conjuntivite (26%), fadiga (24%) e olhos secos (23%)
Hollebecque et al. (CheckMate 358)	II	Nivo3 + ipi1 ou Nivo1 + ipi3 seguido por nivo1 + ipi3	Nivo3 + ipi1 (TR 31,6%) sem tratamento prévio e 23,1% com tratamento prévio. Nivo1 + ipi3 (TR 45,8%) sem tratamento prévio e 36,4% com tratamento prévio	Em andamento

TR: taxa de resposta.

Fonte: Elaborada pela autoria do capítulo.

Vacinas terapêuticas também estão em desenvolvimento e os principais estudos são os seguintes:

- Fase II de TVGV-1 para pacientes com pré-câncer (NCT0257 6561).[33]

- Fase I/II VGX-3100 (NCT02172911).[34]

- Fase I e II ADXS11-001, vacina anti-E7 (NCT01671488).[35]

- Fase I pNGVL4a/E7 (Detox)/HSP70 DNA vaccine, pacientes HPV16+ NIC (NCT00788164).[36]

Conforme relatado no *The Lancet Oncology* por Youn *et al.*, os resultados provisórios de um ensaio clínico coreano de fase II indicaram atividade com a combinação de pembrolizumabe mais a vacina terapêutica de DNA GX-188E em pacientes com HPV -16– ou HPV-18– câncer cervical avançado positivo.[37] GX-188E (tirvalimogene teraplasmid) é uma vacina terapêutica de DNA de HPV que codifica HPV-16 e HPV-18 E6 e E7. A vacinação GX-188E mostrou induzir respostas de células T específicas para HPV E6 e E7 e regressão de lesão cervical em pacientes com pré-câncer cervical.[38] O ensaio multicêntrico inscreveu 36 pacientes com câncer cervical recorrente ou avançado HPV-16 ou HPV-18 positivo que tiveram progressão da doença após a terapia-padrão disponível entre junho de 2018 e março de 2020. O tratamento consistiu em GX-188E intramuscular em 2 mg nas semanas 1, 2, 4, 7, 13 e 19 (com uma dose opcional na semana 46 a critério do investigador) e pembrolizumabe a 200 mg a cada 3 semanas por até 2 anos ou até a progressão da doença. O *endpoint* primário foi a taxa de resposta geral avaliada pelo investigador dentro de 24 semanas usando Critérios de Avaliação de Resposta em Tumores Sólidos versão 1.1 em pacientes que receberam pelo menos 45 dias de tratamento com pelo menos uma avaliação de tumor pós-basal.[37] Dentre um total de 26 pacientes avaliáveis para atividade provisória, 11 (42%) tiveram uma resposta objetiva em 24 semanas, incluindo resposta completa em 4 (15%). Outros quatro pacientes (15%) apresentavam doença estável, gerando uma taxa de controle da doença de 58%. A resposta foi observada em 10 (50%) de 20 pacientes com doença PD-L1-positiva (núcleo positivo combinado > 1), 1 (17%) de 6 com doença PD-L1-negativa, 9 (45%) de 20 com Doença positiva para HPV-16 e 2 (33%) de 6 com doença positiva para HPV-18.[37] Todos os pacientes com uma resposta completa tiveram respostas contínuas no ponto de corte dos dados, com durações variando de 3,3 meses a 13,6 meses. As respostas estavam em andamento no ponto de corte de dados em seis dos sete pacientes com resposta parcial, com durações variando de 1,3 a 7,7 meses. Entre os 26 pacientes, a sobrevida livre de progressão mediana foi de 4,9 meses (intervalo de confiança de 95% = 2,1–6,7 meses), com uma taxa de 35% em 6 meses. Respostas de células T induzidas por vacina de DNA foram observadas em 18 (78%) de 23 pacientes avaliáveis por resposta.[37]

Os principais estudos com terapia célula T adotiva estão registrados a seguir:

- Estudo de fase I conduzido pelo NCI americano e apresentado na ASCO 2014 mostrou resposta completa e duradoura em 2/6 pacientes com câncer de colo metastático.
- Fase II (NCT01585428).[39]
- Fase II células T geneticamente modificadas anti-HPV16 E6 (NCT02280811).[40]
- Fase I (NCT02379520).[41]

Inibidores de EGFR, PI3K/AKT/mTOR e MAPK/ERK

A expressão do receptor do fator de crescimento epitelial (EGFR) em 80% dos carcinomas uterinos e evidências pré-clínicas de associação da sua expressão com progressão neoplásica instigaram a hipótese de que a inibição de EGFR teria eficácia antitumoral. Na doença localmente avançada, estágios IIB-IVA, em estudo de fase I/II, demonstramos que a combinação dos inibidores de receptor do fator de crescimento epitelial (EGFR), erlotinibe e cisplatina com radioterapia gerou a taxa de resposta completa de 94%, superior ao controle histórico, e 80,6% de sobrevida em três anos (Tabela 15.2).[42] Apesar desses resultados encorajadores na doença mais precoce, inibidores do EGFR não apresentaram eficácia que justificasse a continuidade de sua exploração em estudos de fase III na doença avançada. Como drogas isoladas, erlotinibe e cetuximabe não apresentaram nenhuma atividade em câncer do colo do útero recidivado ou metastático. No mesmo cenário clínico, em dois estudos de fase II, gefitinibe apresentou 20% de doença estável como melhor resposta. A combinação de inibidores de EGFR e quimioterapia também não se mostrou eficaz quando da associação de cetuximabe com cisplatina; a combinação de cetuximabe, cisplatina e topotecano foi tóxica impedindo a progressão da investigação. Fato desconhecido quando do desenvolvimento destas hipóteses, o câncer do colo do útero não apresenta mutação em *EGFR* preditora de eficácia, apenas aumento de expressão do receptor da imuno-histoquímica, o que ajuda na explicação dos resultados encontrados (Tabela 15.4).

Evidências de envolvimento da via de PI3K/AKT/mTOR na carcinogênese HPV-dependente e estudos *in vitro* demonstrando rádio e quimiossensibilização de células de câncer do colo do útero quando da inibição de mTOR sustentaram a exploração de seu bloqueio como estratégia terapêutica na doença. Janku *et al.*[43] demonstraram 36% de mutação no gene *PI3KCA* e, nessa coorte de pacientes mutadas e expostas a uma mediana de duas linhas terapêuticas prévias, foi observada taxa de resposta de 30% com o tratamento com inibidores da via de

Tabela 15.4. Estudos de fase II de III de inibidores EGFR em câncer do colo do útero.

Autor	Fase e momento terapêutico	Pacientes(N)	Esquema	TR (%)	SLP (meses)	SG (meses)
Schilder *et al.*, 2009	II; 2ª ou 3ª linhas	28	Erlotinibe 150 mg/dia	0	1,9	5
Santin *et al.*, 2011	II; 2ª ou 3ª linhas	35	Cetuximabe 400 mg/m² seguido por 250 mg/m² semanal	0	2	6,7
Farley *et al.*, 2011	II; 1ª linha	69	Cisplatina 30 mg/m², D1 e 8 + cetuximabe 400 mg/m² seguido por 250 mg/m² D1, 8 e 15, 21/21 dias	12	3,9	8,8
Kurtz *et al.*, 2009	II; 1ª linha	19	Cisplatina 50 mg/m², D1 + topotecano 0,75 mg/m²/day, D1 a 3, 21/21 + Cetuximabe 400 mg/m² seguido de 250 mg/m², semanal	32	5,6	7,2
Goncalves *et al.*, 2008	II; 2ª ou 3ª linhas	30	Gefitinibe 500 mg/dia	0	1,2	3,5
Sharma *et al.*, 2013	II; 2ª ou 3ª linhas	20	Gefitinibe 250 mg/dia	10	4	5

TR: taxa de resposta; SLP: sobrevida livre de progressão; SG: sobrevida global; NR: não reportado.

Fonte: Elaborada pela autoria do capítulo.

PI3K/AKT/mTOR. Tinker *et al.*[44] conduziram estudo de fase II em dois estágios investigando a ação de temsirolimus em câncer do colo do útero avançado. De 33 pacientes avaliáveis para resposta, uma paciente (3%) apresentou resposta parcial e 57,6% doença estável com duração mediana de 6,5 meses e a SLP mediana foi 3,5 (IC 95% 1,8-4,7), não tendo sido observada toxicidade superior a grau 3. Nessa coorte, não houve associação entre *status* de PTEN e PIK3 e benefício clínico. Em estudo de fase I, Melo *et al.*[45] investigaram a combinação de everolimus, quimioterapia e radioterapia em pacientes com doença localmente avançada IIB-IVA, os autores reportaram que a combinação é segura, tem eficácia que justifica prosseguir investigação e a dose definida para futura exploração do inibidor mTOR nesta combinação foi 5 mg.

A combinação da ativação das vias RAS/MAPK e PI3K parece ser favorável à manutenção da infecção pelo HPV e progressão das NIC. Estudo de fase II em andamento avalia a combinação de um inibidor de MEK trametinibe e do inibidor de AKT GSK2141795 em câncer do colo do útero recorrente ou persistente (NCT01958112).[45]

Imunoterapia associada a inibidor de tirosina quinase antiangiogêncico

Camrelizumabe é um anticorpo contra a proteína 1 de morte programada e o apatinibe, um inibidor da tirosina quinase do receptor 2 do fator de crescimento endotelial vascular,[46] o estudo chinês de fase II CLAP relatado no *Journal of Clinical Oncology*, Lan *et al.* descobriram que a combinação do anticorpo anti-PD-1 camrelizumabe e o inibidor VEGFR apatinibe produziu altas taxas de resposta em mulheres previamente tratadas com câncer cervical avançado. Quarenta e cinco pacientes foram inscritos e receberam tratamento. Dos selecionados 57,8% dos pacientes haviam recebido anteriormente duas ou mais linhas de quimioterapia para doença recorrente ou metastática. Dez pacientes (22,2%) receberam bevacizumabe. O acompanhamento médio foi de 11,3 meses (variação, 1,0-15,5 meses). A ORR foi de 55,6% (IC 95%, 40,0% a 70,4%), com duas respostas completas e 23 parciais. A PFS foi de 8,8 meses (IC de 95%, 5,6 meses para não estimável). A duração mediana da resposta e a OS mediana não foram alcançadas. Eventos adversos (EAs) de grau 3 ou 4 relacionados ao tratamento ocorreram em 71,1% dos pacientes, e os EAs mais comuns foram hipertensão (24,4%), anemia (20,0%) e fadiga (15,6%). Os potenciais EAs relacionados ao sistema imunológico mais comuns incluíram hipotireoidismo de grau 1-2.[47] Camrelizumab mais apatinib teve atividade antitumoral promissora e toxicidades controláveis em pacientes com câncer cervical avançado. Mais ensaios clínicos randomizados são necessários para validar os resultados.

Inibidores de PARP

A enzima PARP está envolvida no reparo de dano de fita simples de DNA pelo mecanismo de excisão de base e apresenta, por isso, sinergismo terapêutico com platinas. Estudo de fase I avalia a combinação de olaparibe e carboplatina (NCT01237067)[48] e estudo de fase II, a combinação de veliparibe, cisplatina e paclitaxel em câncer do colo do útero avançado, persistente ou recorrente (NCT01281852).[49] O inibidor de PARP olaparibe foi testado em um estudo *basket* de fase I incluindo tumores femininos; segundo,[48] a combinação se mostrou segura, não tendo sido possível tirar conclusões de eficácia específicas para câncer do colo do útero por só terem sido incluídas duas pacientes com a neoplasia.

Inibidores de Wee1

Wee1 é uma proteína quinase envolvida na fosforilação da ciclina B, processo que resulta em parada do ciclo celular em G2. Estudo de fase I/II avalia a combinação do inibidor de Wee1 MK-1775 com cisplatina e topotecano em pacientes com câncer de colo avançado (NCT01748825).[50]

Conjugados anticorpo droga

No estudo multicêntrico de fase II innovaTV[51] 204 do conjugado anticorpo-droga tisotumabe vedotina, este um anticorpo direcionado ao fator tecidual e covalentemente ligado ao desregulador de microtúbulos monometil auristatina E (MMAE). O fator tecidual é comumente encontrado no câncer cervical e está associado a um prognóstico desfavorável. No innovaTV 204, o tisotumabe vedotina como agente único foi administrado a 101 pacientes (idade média de 50) com câncer cervical metastático extrapélvico ou recorrente que progrediu durante ou após a quimioterapia dupla com bevacizumabe (se elegível). Não foram permitidas mais do que duas linhas de terapia anteriores; a maioria dos pacientes havia recebido quimiorradiação contendo cisplatina.

O desfecho primário foi a taxa de resposta objetiva, conforme determinado por revisão de imagem independente. Após um acompanhamento médio de 10 meses, respostas objetivas foram observadas em 24%, e doença estável foi observada em 49% (quatro pacientes ainda não foram avaliados). A duração média da resposta foi de 8,3 meses e 79% dos pacientes tiveram alguma redução do tumor.

Conclusão

Avanços no tratamento sistêmico do câncer do colo do útero são de primeira necessidade para a saúde pública mundial. Apesar de passível de prevenção, a doença segue sendo a quarta neoplasia mais comum em mulheres no mundo, a maioria com estágio localmente avançada ou avançada ao diagnóstico. A recente incorporação das vacinas anti-HPV provavelmente terá impacto significativo na incidência da doença, mas, sendo profiláticas para a infecção viral, esse efeito pode não ocorrer antes de 15 a 20 anos de sua implementação efetiva. Os tratamentos sistêmicos disponíveis ainda apresentam resultados limitados e o esquema que até o momento trouxe melhor controle da doença em 1ª linha paliativa, cisplatina associada a paclitaxel e bevacizumabe, apresentou SG mediana de apenas 17 meses.

A exploração de novos tratamentos é uma necessidade no câncer do colo do útero e também na neoplasia pré-invasiva. Os inibidores de angiogênese foram o primeiro passo concreto de acréscimo de eficácia aos citotóxicos e a imunoterapia chegou recentemente a essa arena, ainda com resultados pouco expressivos quando isolados. A combinação de imunoterapias, conjugados anticorpo drogas e associação de imunoterapias com inibidor de tirosina quinase com ação antiangiogênica reportou resultados promissores. Foco no desenvolvimento dessas e de novas estratégias terapêuticas e seleção de pacientes é uma necessidade em aberto.

Referências bibliográficas

1. Howlader N, et al. SEER Cancer Statistics Review; 1975-2016. 2019.

2. Santos de Oliveira M. Estimativa/2020 – Incidência de Câncer no Brasil. Rev. Bras. Cancerol.; 2020.

3. Souto R, Falhari JPB, Divino da Cruz A. O papilomavírus humano: um fator relacionado com a formação de neoplasias. The Human papillomavirus: a factor related with the formation of neoplasias; 2005.

4. Long hj, et al. Randomized phase III trial of cisplatin with or without topotecan in carcinoma of the uterine cervix: A Gynecologic Oncology Group study. J. Clin. Oncol.; 2005.

5. Scatchard K, Forrest JL, Flubacher M, Cornes P, Williams C. Chemotherapy for metastatic and recurrent cervical cancer. Cochrane Database of Systematic Reviews; 2012.

6. Monk BJ, et al. Phase III trial of four cisplatin-containing doublet combinations in stage IVB, recurrent, or persistent cervical carcinoma: A Gynecologic Oncology Group study. J. Clin. Oncol.; 2009.

7. Nishio S, et al. Prognostic factors from a randomized phase III trial of paclitaxel and carboplatin versus paclitaxel and cisplatin in metastatic or recurrent cervical cancer: Japan Clinical Oncology Group (JCOG) trial: JCOG0505-S1. Cancer Chemother. Pharmacol.; 2016.

8. Weiss GR, et al. A phase II trial of carboplatin for recurrent or metastatic squamous carcinoma of the uterine cervix: A Southwest Oncology Group Study. Gynecol. Oncol., 1990.

9. Alberts DS, et al. Phase II trial of nab-paclitaxel in the treatment of recurrent or persistent advanced cervix cancer: A gynecologic oncology group study. Gynecol. Oncol.; 2012.

10. Morris M, et al. Phase II study of vinorelbine in advanced and recurrent squamous cell carcinoma of the cervix. J. Clin. Oncol.; 1998.

11. Miller DS, Blessing JA, Bodurka DC, Bonebrake AJ, Schorge JO. Evaluation of pemetrexed (Alimta, LY231514) as second line chemotherapy in persistent or recurrent carcinoma of the cervix: A Phase II study of the Gynecologic Oncology Group. Gynecol. Oncol.; 2008.

12. Garcia J, et al. Phase II clinical trial of eribulin (E) in advanced/recurrent cervical cancer. J. Clin. Oncol.; 2018.

13. Bosch FX, Lorincz A, Muñoz N, Meijer CJLM, Shah KV. The causal relation between human papillomavirus and cervical cancer. Journal of Clinical Pathology; 2002.

14. Ibeanu OA. Molecular pathogenesis of cervical cancer. Cancer Biology and Therapy; 2011.

15. Ferraz L de C, Santos ABR, Discacciati MG. Ciclo celular, HPV e evolução da neoplasia intraepitelial cervical: seleção de marcadores biológicos. J. Heal. Sci. Inst; 2012.

16. KAP, et al. A phase I study of TNP-470 administered to patients with advanced squamous cell cancer of the cervix. Clinical Cancer Research; 1997.

17. Monk BJ, Sill MW, Burger RA, Gray HJ, Buekers TE, Roman LD. Phase II trial of bevacizumab in the treatment of persistent or recurrent squamous cell carcinoma of the cervix: A gynecologic oncology group study. J. Clin. Oncol.; 2009.

18. Zighelboim I, et al. Multicenter phase II trial of topotecan, cisplatin and bevacizumab for recurrent or persistent cervical cancer. Gynecol. Oncol.; 2013.

19. Tewari KS, et al. Bevacizumab for advanced cervical cancer: final overall survival and adverse event analysis of a randomised, controlled, open-label, phase 3 trial (Gynecologic Oncology Group 240). Lancet; 2017.

20. Redondo A, et al. Primary results from CECILIA, a global single-arm phase II study evaluating bevacizumab, carboplatin and paclitaxel for advanced cervical cancer. Gynecol. Oncol.; 2020.

21. Symonds P, et al. Circca: a randomised double blind phase II trial of carboplatin-paclitaxel plus cediranib versus carboplatin-paclitaxel plus placebo in metastatic/recurrent cervical cancer. (Cruk Grant Ref: C1256/A11416). Ann. Oncol.; 2014.

22. Monk BJ, et al. Phase II, open-label study of pazopanib or lapatinib monotherapy compared with pazopanib plus lapatinib combination therapy in patients with advanced and recurrent cervical cancer. J. Clin. Oncol.; 2010.

23. Heeren AM, et al. Prognostic effect of different PD-L1 expression patterns in squamous cell carcinoma and adenocarcinoma of the cervix. Mod. Pathol.; 2016.

24. Mezache L, Paniccia B, Nyinawabera A, Nuovo GJ. Enhanced expression of PD L1 in cervical intraepithelial neoplasia and cervical cancers. Mod. Pathol.; 2015.

25. Naumann RW, et al. Safety and efficacy of nivolumab monotherapy in recurrent or metastatic cervical, vaginal, or vulvar carcinoma: Results from the phase I/II CheckMate 358 trial. J. Clin. Oncol.; 2019.

26. Naumann RW, et al. Efficacy and safety of nivolumab (Nivo) + ipilimumab (Ipi) in patients (pts) with recurrent/metastatic (R/M) cervical cancer: Results from CheckMate 358. Ann. Oncol.; 2019.

27. Santin AD, et al. Phase II evaluation of nivolumab in the treatment of persistent or recurrent cervical cancer (NCT02257528/NRG-GY002). Gynecol. Oncol.; 2020.

28. Frenel JS, et al. Safety and efficacy of pembrolizumab in advanced, programmed death ligand 1-positive cervical cancer: results from the phase IB KEYNOTE-028 trial. Journal of Clinical Oncology; 2017.

29. Chung HC, et al. Efficacy and safety of pembrolizumab in previously treated advanced cervical cancer: results from the phase II KEYNOTE-158 study. J. Clin. Oncol.; 2019.

30. O'Malley DM, et al. LBA34 Single-agent anti-PD-1 balstilimab or in combination with anti-CTLA-4 zalifrelimab for recurrent/metastatic (R/M) cervical cancer (CC): preliminary results of two independent phase II trials. Ann. Oncol.; 2020.

31. Tewari KS, et al. GOG 3016/ENGOT-cx9: An open-label, multi-national, randomized, phase 3 trial of cemiplimab, an anti-PD-1, versus investigator's choice (IC) chemotherapy in ≥2 line recurrent or metastatic cervical cancer. J. Clin. Oncol.; 2018.

32. Mayadev J, et al. A phase I study of sequential ipilimumab in the definitive treatment of node positive cervical cancer: GOG 9929. J. Clin. Oncol.; 2017.

33. NCT02576561. Safety and Efficacy Study of TVGV-1 Vaccine to Treat HPV Induced Cervical HSIL. Disponível em: https://clinicaltrials.gov/show/NCT02576561, 2015.

34. Trimble CL, et al. Safety, efficacy, and immunogenicity of VGX-3100, a therapeutic synthetic DNA vaccine targeting human papillomavirus 16 and 18 E6 and E7 proteins for cervical intraepithelial neoplasia 2/3: A randomised, double-blind, placebo-controlled phase 2b trial. Lancet; 2015.

35. Safran H, et al. ADXS11-001 Lm -LLO immunotherapy, mitomycin, 5-fluorouracil (5-FU) and intensity-modulated radiation therapy (IMRT) for Anal Cancer. J. Clin. Oncol.; 2017.

36. EUCTR2013-003358-25-BE. Therapeutic vaccine with objective to clear HPV 16 and 18 genital infections and therefore to prevent cervical pre-cancerous lesions. Disponível em: http://www.who.int/trialsearch/Trial2.aspx?TrialID=EUCTR2013-003358-25-BE, 2013.

37. Youn JW, et al. Pembrolizumab plus GX-188E therapeutic DNA vaccine in patients with HPV-16-positive or HPV-18-positive advanced cervical cancer: interim results of a single-arm, phase 2 trial. Lancet Oncol.; 2020.

38. HPV E6/E7 DNA Vaccine GX-188E. Definitions; 2020.

39. Hinrichs CS, et al. HPV-targeted tumor-infiltrating lymphocytes for cervical cancer. J. Clin. Oncol.; 2014.

40. Hinrichs CS, et al. A phase I/II clinical trial of E6 T-cell receptor gene therapy for human papillomavirus (HPV)-associated epithelial cancers. J. Clin. Oncol.; 2017.

41. RCA, NN, TV, GB, BMK, RCM. Autologous TGFβ-resistant HPV-16/18 E6/E7-specific T lymphocytes with or without lymphodepletion for the treatment of HPV-associated cancers. Mol. Ther.; 2018.

42. Nogueira-Rodrigues A, et al. Phase 2 trial of erlotinib combined with cisplatin and radiotherapy in patients with locally advanced cervical cancer. Cancer; 2014.

43. Janku F, et al. PI3K/AKT/mTOR inhibitors in patients with breast and gynecologic malignancies harboring PIK3CA mutations. J. Clin. Oncol.; 2012.

44. Tinker AV, et al. Phase II study of temsirolimus (CCI-779) in women with recurrent, unresectable, locally advanced or metastatic carcinoma of the cervix. A trial of the NCIC Clinical Trials Group (NCIC CTG IND 199). Gynecol. Oncol.; 2013.

45. de Melo AC, et al. A phase I study of mTOR inhibitor everolimus in association with cisplatin and radiotherapy for the treatment of locally advanced cervix cancer: PHOENIX I," Cancer Chemother. Pharmacol.; 2016.

46. Markham A, Keam SJ. Camrelizumab: first global approval. Drugs; 2019.

47. Lan C, et al. Camrelizumab plus apatinib in patients with advanced cervical cancer (CLAP): A multicenter, open-label, single-arm, phase II trial. J. Clin. Oncol., vol. 38, no. 34, pp. 4095-4106; 2020.

48. Lee JM, et al. Sequence-specific pharmacokinetic and pharmacodynamic phase I/Ib study of olaparib tablets and carboplatin in women's cancer. Clin. Cancer Res.; 2017.

49. Thaker PH, et al. A phase I trial of paclitaxel, cisplatin, and veliparib in the treatment of persistent or recurrent carcinoma of the cervix: an NRG Oncology Study (NCT#01281852)," Ann. Oncol.; 2017.

50. Guertin AD, et al. Preclinical evaluation of the WEE1 inhibitor MK-1775 as single-agent anticancer therapy. Mol. Cancer Ther.; 2013.

51. Coleman RL, et al. LBA32 Tisotumab vedotin in previously treated recurrent or metastatic cervical cancer: Results from the phase II innovaTV 204/GOG-3023/ENGOT-cx6 study. Ann. Oncol.; 2020.

Parte 4

Situações Especiais

16
Capítulo

Câncer do Colo do Útero na Gravidez

Suzana Arenhart Pessini
Mila Pontremoli Salcedo
Sergio Lago

O câncer de colo do útero é o câncer ginecológico mais diagnosticado na gestação, ainda que não seja um achado comum. A incidência estimada é de 1,2 casos por 10 mil gestações[1,2] e a maioria das pacientes encontra--se em estádios iniciais.[1,3] A incidência de lesão intraepitelial cervical é a mesma em mulheres grávidas e não grávidas (1,3/1.000 gestações).[4]

Em torno de 22% das mulheres europeias engravidam após os 35 anos, o que aumenta a probabilidade do diagnóstico e pode explicar uma tendência ao aumento de câncer na gestação nos últimos anos.[5]

Os efeitos do câncer na gestação, bem como da gravidez sobre a doença, são desconhecidos. A maioria dos autores não observou diferença de sobrevida, a não ser Nisker, que identificou um pior prognóstico em pacientes grávidas com câncer de colo IB.[6]

A consulta pré-natal é, para algumas mulheres, a primeira oportunidade de exame especular e, consequentemente, da coleta do exame citopatológico, o que resulta em diagnóstico de lesões precursoras ou do câncer de colo do útero inicial.

É necessária uma equipe multidisciplinar para atender as pacientes com câncer do colo do útero em grávidas: ginecologista oncológico; obstetra; neonatologista; anestesiologista; radioterapeuta; oncologista clínico; psicólogo; e considerar teólogo e profissional da bioética. É importante que a equipe discuta o aconselhamento e o planejamento terapêutico e chegue a um consenso para cada paciente. As decisões dependem de questões éticas, médico-legais e psicológicas, da legislação do país, da idade gestacional, do desejo ou não de preservar a gestação e/ou fertilidade futura, do estádio da doença e de comorbidades – levando-se em conta a doença, a mãe e o feto.[7,8] O objetivo principal do plano de tratamento é a segurança oncológica e a sobrevida, sem adicionar morbidade ao feto.[7]

Diagnóstico

Citologia cervical e exame ginecológico devem ser realizados na gestação, principalmente na presença de sangramento. A citologia alterada pode ser encontrada em até 5% das gestações.[8] A colposcopia, em virtude do edema, do aumento da vascularização e da hiperplasia de células glandulares, é desafiadora em gestantes e torna-se importante um colposcopista experiente. No exame físico, a lesão no colo do útero com suspeita de malignidade deve se biopsiada.[9] A curetagem endocervical é contraindicada na gestação, pelo risco de ruptura prematura de membranas e parto prematuro.[8] O diagnóstico de câncer do colo do útero na gestação é baseado na confirmação histológica em espécime de biópsia ou pela conização, está indicada na suspeita de microinvasão ou na persistência de citologia sugestiva de câncer sem achado colposcópico.[4] A paciente deve ser encaminhada ao ginecologista oncológico para estadiamento e conduta.

Manejo da lesão pré-invasora

As lesões de baixo grau, na maioria das vezes, regridem ou não evoluem durante a gestação.[8,10] O manejo da lesão pré-invasora deve ser postergado para o pós-parto, com a reavaliação em 6 a 8 semanas após o parto, pois pode haver regressão das lesões de neoplasia intraepiteliais cervicais (NIC) após o término da gestação.[11] A via de parto segue a orientação obstétrica.[9,12] Se existir necessidade de conização, melhor realizar no segundo trimestre da gestação, pois no primeiro há risco de abortamento e, no terceiro, de sangramento.[4]

Estadiamento

Exame físico e exames de estadiamento da mulher grávida são feitos da mesma forma que na não grávida, mas com alguma limitação. Ultrassonografia (US) é o exame de imagem preferencial, e ressonância magnética (RM) também pode ser usada. O gadolínio tem limitações, pois pode causar fibrose nefrogênica neonatal. A dose limite de radiação ionizante no adulto é 100 mGy e, no feto, 50 mGy. A maioria dos exames está bem abaixo dessa dose, exceto as tomografias pélvicas e torácica.

Tratamento

O tratamento deve ser instituído em centro de ginecologia oncológica associado a centro de neonatologia. Em virtude da baixa incidência, é necessária a centralização. A tendência antes adotada, de tratamento imediato e término da gestação, deu lugar a uma abordagem de redução de risco de mortalidade, tanto para a gestante como para o feto. Os objetivos são segurança oncológica e sobrevida sem morbidade adicional ao feto.

O tratamento pode ser postergado até a maturidade fetal – lembrando que a mãe vai estar com um bebê prematuro e com os paraefeitos do tratamento –, opção aceitável quando o risco do câncer é pequeno e a gestação, avançada. Nesta situação, é necessária atenção para se evitar a prematuridade iatrogênica, que impacta em distúrbios respiratórios, psicomotores, nutricionais e de termorregulação, hipoglicemia e icterícia. O tratamento ainda pode ser instituído durante a gravidez ou se optar por término da gravidez e iniciar o tratamento.

O tratamento com interrupção da gravidez é instituído em casos de estádio avançado e/ou quando é a escolha da paciente – esta escolha é possível em alguns países, mas não no Brasil. No estádio avançado a quimiorradioterapia pode ser iniciada com o feto *in situ* ou após a retirada do feto, esta resultando em menor complicação e não necessitando de recálculo de campo de irradiação.

Os fatores que mais influenciam na decisão do momento do tratamento são: idade gestacional; viabilidade fetal; risco de prematuridade; estádio e prognóstico do câncer; risco materno em postergar o tratamento; e efeitos adversos do tratamento sobre o feto.

Os tratamentos mais utilizados, na dependência dos principais fatores prognósticos – estádio, comprometimento linfonodal e tamanho tumoral – são os seguintes: conização; traquelectomia radical; histerectomia radical ou radioterapia com término da gravidez; planejamento de maturidade fetal com posterior histerectomia radical e linfadenectomia; e quimioterapia neoadjuvante.[13]

Cirurgia

O risco cirúrgico em gestante hígida é baixo, porém maior do que para a não gestante. Atenção é dada ao aumento do volume sanguíneo, à hipotensão, ao tromboembolismo, à síndrome da veia cava, aos riscos de trabalho de parto pré-termo (TPP) e ao retardo de crescimento intrauterino (RCIU).

A conização é o tratamento preferencial no estádio **IA1** sem invasão do espaço linfovascular (IELV).

Nos estádios **IA1** com IELV, **IA2** e **IB1** com tumor até 2 cm, a linfadenectomia por técnica minimamente invasiva é aconselhável como 1ª abordagem na gravidez. Se linfonodos negativos, o tratamento é complementado com traquelectomia simples (pelo baixo risco de comprometimento parametrial)[14] ou com traquelectomia radical (maior risco de complicação obstétrica).[13] A laparoscopia é segura em circunstâncias especiais, com indicação limitada até no máximo 22 a 25 semanas.[15] Dar preferência à punção aberta em vez da cega com agulha de Verres, manter pressão intra-abdominal de até 12 mmHg e limitar o tempo cirúrgico em 90 minutos.[13] A pesquisa de linfonodo sentinela (LS) é mais segura com *Indocyanine green*, e o azul patente está contraindicado, pelo risco de choque anafilático.[13]

Em pacientes com FIGO 2018 IB1 > 2 cm para **estádio IB2** novamente o tratamento se inicia com a linfadenectomia, seguida de quimioterapia ou seguimento.[13]

Nos estádios 1B3 ou maior, a única opção de manutenção da gravidez é a quimioterapia neoadjuvante.

Quimioterapia (QT)

O carcinoma de colo uterino continua sendo um desafio ao tratamento sistêmico, mesmo na era das drogas biológicas. Cisplatina é a droga básica de escolha, habitualmente associada ao paclitaxel.[13] Isofosfamida e adriamicina, preferentemente peguilada, podem ser utilizadas em 2ª ou 3ª linhas. O anticorpo monoclonal de características antiangiogênicas – bevacizumabe – acrescentou alguma melhora em tempo livre de doença (ou mesmo de progressão de doença) sem mudar significativamente o tempo de sobrevida, mas é proibido durante toda a gestação.

O racional da quimioterapia neoadjuvante inclui: diminuição do tumor primário; erradicação (ou possibilidade) de doença micrometastática; e potencial aumento da vascularização tumoral com consequente redução da hipóxia celular, o que aumenta a sensibilidade tumoral à radioterapia.[16]

Na gestação, a quimioterapia neoadjuvante possibilita postergar o tratamento definitivo e aguardar a maturação fetal, mas a experiência mundial é modesta. A escassez de dados é grande, pois os estudos analisam casos esporádicos, gerando pouca validade estatística. Além disso, os tratamentos quimioterápicos não foram uniformes nem prospectivos, o que impede uma análise segura.

No primeiro trimestre existe um risco de malformações congênitas.[13,17] No estudo de Ricci,[18] com quatro grávidas submetidas à quimioterapia neoadjuvante, houve boa regressão tumoral e ausência de morbidades adicionais à mãe e aos filhos em um seguimento médio de 63 meses.

A incidência de anormalidades induzidas por quimioterapia no desenvolvimento fetal é pouco conhecida. Acredita-se não ultrapassar os 3% esperados na população geral, se utilizada após a 14ª semana da gestação. De acordo com o maior registro encontrado na literatura, a restrição do crescimento intrauterino, ruptura prematura de membranas, morte fetal e neonatal são as complicações mais frequentemente observadas.[19]

Segundo relatos de Ricci e Van Calsteren[18,20] a concentração plasmática média de carboplatino no plasma fetal é 57,5% da concentração plasmática na mãe. Nos fetos de mães que receberam cisplatino durante o segundo trimestre, foram encontradas concentrações de 31 a 65% e 13 a 42% existentes no sangue materno do cordão umbilical e líquido amniótico, respectivamente. A quimioterapia, após concluída a organogênese, pode afetar olhos, genitália, sistema hematopoiético e sistema nervoso central (SNC) fetal. A depressão da medula óssea pode ocorrer na mãe e no feto, ocasionando anemia temporária em ambos. De qualquer forma, grávidas expostas à quimioterapia devem ter seus bebês seguidos cuidadosamente.

Radioterapia

Pode ser utilizada no primeiro e no segundo trimestres, apenas em região supradiafragmática – portanto, não usada em câncer de colo com feto *in situ*. Durante a organogênese (4 a 8 semanas), causa malformações no feto (microcefalia, microftalmia e malformações espinais). Entre 9 e 15 semanas, a radioterapia causa retardo mental grave e, entre 28 e 40 semanas, está associada a doença maligna e mau desenvolvimento mental.[21,22]

Recomendações da European Society Gynaecological Oncology (ESGO), European Society for Radiotherapy and Oncology (ESTRO), e European Society of Pathology (ESP):[7]

- Encaminhamento a centro especializado com centro de neonatologia e ginecologista oncológico.

- Objetivos principais do tratamento são segurança oncológica da grávida e sobrevida com mínima morbidade fetal.

- No estadiamento, além do exame físico, podem ser utilizadas ressonância magnética e ultrassonografia. Tomografia computadorizada por emissão de pósitrons (PET-CT) somente em circunstâncias especiais.

- Suspeita de metástase linfonodal deve ser conferida histologicamente até 24 semanas, de preferência por cirurgia minimamente invasiva.

- Na dependência do estádio e da idade gestacional, as seguintes modalidades devem ser discutidas:

  - conização, traquelectomia, linfadenectomia com a intenção de manter a gestação;

  - cirurgia radical ou quimiorradiação sem preservação da gestação;

  - tratamento oncológico postergado até maturidade fetal (32 semanas), iniciado após cesareana;

  - QT até maturidade fetal e inicio de tratamento imediatamente após cesareana; em paciente com doença localmente avançada ou doença residual após conização que não pode ser excisado completamente, QT com platinum pode ser considerada a partir de 14 semanas de gestação.

- Nascimento espontâneo parece ter impacto negativo, portanto cesareana após 32 semanas é recomendada. No momento da cesárea ou a seguir, terapêutica definitiva deve ser aplicada como em não gestante, levando em consideração a terapêutica utilizada durante a gestação.

Referências bibliográficas

1. Duggan B, Muderspach LI, Roman LD, Curtin JP, d'Ablaing G, Morrow CP. Cervical cancer in pregnancy: reporting on planned delay in therapy. Obstet Gynecol.1993;82(4 Pt 1):598.

2. Smith LH, Dalrymple JL, Leiserowitz GS, Danielsen B, Gilbert WM. Obstetrical deliveries associated with maternal malignancy in California, 1992 through 1997. Am J Obstet Gynecol.2001;184(7):1504.

3. Zemlickis D, Lishner M, Degendorfer P, Panzarella T, Sutcliffe SB, Koren G. Maternal and fetal outcome after invasive cervical cancer in pregnancy. J Clin Oncol.1991;9(11):1956.

4. Kesic V. Management of CIN in pregnancy. In: Ayhan A, Reed N, Gultekin M, Dursun P. Textbook of Gynaecological Oncology. Istambul: Gunes Publishing 2016.

5. Halaska MJ, Kesic V, Rob L. Pregnancy and cancer. In: Ayhan A, Reed N, Gultekin M, Dursun P. Textbook of Gynaecological Oncology. Istambul: Gunes Publishing 2016.

6. Nisker JA, Shubat M. Stage IB cervical carcinoma and pregnancy: report of 49 cases. Am J Obstet Gynecol.1983;145(2):203-6.

7. Cibula D, Pötter R, Planchamp F, Avall-Lundqvist E, Fischerova D, Haie Meder C et al. The European Society of Gynaecological Oncology/European Society for Radiotherapy and Oncology/European Society of Pathology Guidelines for the Management of Patients with Cervical Cancer. Int J Gynecol Cancer.2018;28(4):641-55.

8. Salani R, Billingsley CC, Billingsley SM. Cancer in pregnancy. Am J Obstet Gynecol 2014.

9. Economos K, Perez Veridiano N, Delke I, Collado ML, Tancer ML. Abnormal cervical cytology in pregnancy: a 17-year experience. Obstet Gynecol.1993;81(6):915.

10. Morice P, Uzan C, Gouy S, Verschraegen C, Haie-Meder C. Gynaecological cancers in pregnancy. Lancet.2012;379(9815):558-69. doi: 10.1016/S0140-6736(11)60829-5.

11. Paraskevaidis E, Koliopoulos G, Kalantaridou S, Pappa L, Navrozoglou I, Zikopoulos K, et al. Management and evolution of cervical intraepithelial neoplasia during pregnancy and postpartum. Eur J Obstet Gynecol Reprod Biol.2002;104(1):67.

12. Massad LS, Einstein MH, Huh WK, Katki HA, Kinney WK, Schiffman M, et al. 2012 updated consensus guidelines for the management of abnormal cervical cancer screening tests and cancer precursors. Obstet Gynecol.2013;121(4):829.

13. Halaska M, Robova H, Rob L. Cervical cancer in pregnancy. In: Ayhan A, Reed N, Gultekin M, Dursun P. Textbook of Gynaecological Oncology. Istambul: Gunes Publishing 2016.

14. Covens A, Rosen B, Murphy J, Laframboise S, DePetrillo AD, Lickrish G, et al. How importante is removal of the parametrium at surgery for carcinoma of the cérvix? Gynecol Oncol.2002;84(1):145-9,

15. Amant F, Halaska MJ, Fumagalli M, Dahl SK, Lok C, Va CK, et al. Gynecologic cancers in pregnancy: guidelines of a second international consensos meeting. Int J Gynecol Cancer.2014;24(3):394-403.

16. Marth C, Landoni F. Cervical Cancer: ESMO Clinical Pratctice Guidelines for Diagnosis, Treatment and Follow-up. Annals of Oncology.2017;28(supplement 4)72-83.

17. Ilancheran A. Neoadjuvant Chemotherapy in Cervical Cancer in Pregnancy. Best Pract Res Clin Obstet Gynaecol.2016;33:102-7.

18. Ricci C, Scambia G, De Vicenzo R. Locally advanced cervical cancer in pregnancy: overcoming the challenge. A Case Series and Review of the Literature. Int J Gynecol Cancer.2016;26(8):1490-6.

19. Cardonick E, Iacobucci A. Use of chemotherapy during human pregnancy. Lancet Oncology. 2004;5(5):283-91.

20. Van Calsteren K, Heyns L, De Smet F, Van Eycken L, Gziri MM, Van Gemert W, Halaska M, Vergote I, Ottevanger N, Amant F. Cancer during pregnancy: an analysis of 215 patients emphasizing the Obstetrical and the Neonatal outcomes. Journal of Clinical Oncology.2010;28(4):638-89.

21. Doll R, Wakeford R. Risk of childhood cancer from fetal irradiation. Br J Radiol 1997;70:130-9.

22. Lowe SA. Diagnostic radiography in pregnancy: risks and reality. Aust N Z J Obstet Gynaecol 2004;44(3):191-6.

17

Seguimento das Pacientes Tratadas por Câncer do Colo do Útero

José Augusto Bellotti
Luiza Maciel

Introdução

Os avanços no tratamento oncológico já resultaram em mais de 8 milhões de sobreviventes de tumores ginecológicos, e esse número deverá aumentar em mais 25% nos próximos dez anos.[1] Apesar disso, ainda existe bastante controvérsia sobre como conduzir o acompanhamento pós-terapêutico dessas pacientes. O seguimento oncológico das pacientes com câncer do colo do útero consiste em uma série de visitas periódicas após o término do tratamento, com o objetivo de detectar recorrências, monitorizar efeitos colaterais do tratamento, rastrear possíveis novas neoplasias, orientar quanto ao estilo de vida e dar suporte psicológico, oferecendo às pacientes informações apropriadas sobre sua doença. O período de seguimento de 5 anos é considerado adequado para vários tumores ginecológicos, com as recorrências ocorrendo dentro desse intervalo na maioria dos casos. Para se definir o seguimento adequado, algumas características devem ser levadas em consideração: história natural do tumor; estágio; prognóstico; e tipo de tratamento empregado. Avanços na detecção precoce da recidiva, bem como melhorias na terapia de resgate e qualidade de vida, têm sugerido que a realização de um seguimento adequado tenha grande importância. Outra consequência dessas observações é a necessidade se de estabelecer um seguimento pós-terapêutico custo-efetivo. Além do mais, a realização de exames desnecessários pode trazer grande nível ansiedade às pacientes. À medida que o número de pacientes com potencial de cura continua a aumentar, a interação entre ginecologistas oncológicos, oncologistas clínicos, radioterapeutas, profissionais da atenção básica e pacientes permitirá o cumprimento dos cuidados necessários para um seguimento oncológico mais adequado.

Importância do seguimento oncológico no câncer do colo do útero

Os dados do Instituto Nacional de Câncer estimam 16.370 novos casos de câncer do colo do útero para o ano de 2018, sendo a grande maioria diagnosticada em estágios avançados. Nos últimos 10 anos, 26% dos casos de câncer do colo do útero matriculados no INCA foram estágios IA e IB, com 64% nos estágios II e III. Independentemente da forma de tratamento empregada, o objetivo final na maioria dos casos é a cura, com taxas de sobrevida diretamente relacionadas ao estadiamento e variando de 97,5% a 41,5% em 5 anos.[2] Cerca de 50% das pacientes com recorrência são diagnosticadas no primeiro ano após o tratamento e até 75% são diagnosticadas ao fim do segundo ano de seguimento. A importância de se realizar um correto seguimento oncológico nestas pacientes reside na possibilidade de terapia de resgate, visando a cura ou aumento na sobrevida. Casos tratados com cirurgia primária podem ser abordados com radioterapia e quimioterapia perante uma recorrência locorregional. Casos inicialmente tratados com radioquimioterapia podem ser submetidos a cirurgias exenterativas diante de uma recorrência local. Casos de recorrência à distância são submetidos à quimioterapia paliativa. Apesar disso, ainda não foi efetivamente comprovado que a detecção precoce da recorrência tenha algum impacto na sobrevida e as vantagens de um seguimento mais intensivo não foram demonstradas claramente, gerando controvérsias sobre sua utilização e periodicidade.[3] Outro importante objetivo do seguimento oncológico é a identificação de possíveis complicações relacionadas à terapia primária. Disfunção urinária, alterações intestinais, linfedema de membros inferiores, neuropatia periférica, dor pélvica, sintomas relacionados à menopausa precoce e disfunção sexual podem ocorrer em decorrência do tratamento cirúrgico ou como efeito actínico. Em geral, cursam com importante impacto negativo na qualidade de vida dessas pacientes, devendo ser adequadamente identificadas e tratadas nas consultas de rotina. A possibilidade de se diagnosticarem outros tumores primários durante o seguimento oncológico deve sempre ser levada em consideração, especialmente quanto àqueles relacionados ao HPV. Além disso, outras doenças como câncer de mama e colorretal, por suas altas prevalências, podem ser diagnosticadas nessas consultas de seguimento. Apesar dessas considerações, até o momento, não foi estabelecido nenhum programa adequado e padronizado para seguimento pós-terapêutico no câncer do colo do útero. Um programa com base em excessivos exames e consultas, além de não trazer nenhum acréscimo no controle oncológico, pode causar aumento nos níveis de estresse das pacientes e gerar custos desnecessários, sobretudo na saúde pública.

Anamnese e exame físico

A realização de uma anamnese adequada e objetiva, voltada para os sintomas relacionados à recidiva da doença, é de fundamental importância no seguimento pós-terapêutico do câncer do colo do útero. Os locais mais frequentes de recorrência são a vagina e a porção central da pelve, o que resulta na presença de sintomas em 46 a 95% dos casos.[4] Os principais sintomas relatados pelas pacientes são: sangramento vaginal espontâneo ou durante as relações, leucorreia, dor pélvica ou abdominal, dor irradiada para membros inferiores, linfedema, sintomas urinários e intestinais, tosse e perda ponderal. A ocorrência de determinado sintoma deve ser avaliada criteriosamente pelo médico assistente, levando-se em consideração o estadiamento e o tratamento realizado. Um exame físico minucioso deve ser realizado a cada consulta, avaliando todas as áreas com possibilidade de recorrência, bem como áreas suscetíveis à ação do HPV, como vulva e região perineal. O exame físico geral e ginecológico, incluindo palpação do abdômen, cadeias nodais periféricas, inspeção vulvar, exame especular e toque vaginal, palpação bimanual da pelve e toque retal é fundamental durante o seguimento oncológico. O potencial de detecção de recorrências, com base no exame físico em pacientes assintomáticas, pode chegar a 75%. Um estudo italiano multicêntrico randomizado demonstrou que 29.7% das pacientes que apresentaram sintomas anteciparam sua consulta, 20.2% relataram sintomas durante consultas agendadas e 50,1% eram assintomáticas.[4] Um trabalho publicado por Hillesheim mostrou que 53,1% das pacientes que apresentaram recidiva eram sintomáticas.[5] O *guideline* do NCCN (National Comprehensive Cancer Network) recomenda avaliação com história e exame físico periódicos. Orientar pacientes quanto aos possíveis sintomas relacionados à recidiva e a adoção de uma política institucional que permita o livre acesso às consultas diante desses sintomas parece ser uma excelente conduta custo-efetiva para o seguimento dos tumores ginecológicos, evitando atrasos no diagnóstico da recidiva relacionados a consultas agendadas.

Citologia oncótica

Diversos estudos têm demonstrado que as alterações citológicas raramente são a única anormalidade identificada durante a recorrência do câncer do colo do útero e que, quase sempre, evidências clínicas de doença são identificadas ao exame físico ou se tornarão evidentes em curto período de tempo. Estudos retrospectivos têm demonstrado que a avaliação citológica apresenta baixo rendimento, com detecção de recorrência variando de 0 a 34% e achados de ASC-US correspondendo à maior parte das anormalidades.[6-8] Larson avaliou 249 pacientes tratadas com histerectomia radical utilizando história, exame físico e citologia. A citologia foi capaz de diagnosticar apenas cinco casos de recorrência (18%); porém, em quatro casos, essas alterações foram associadas a sintomas ou achados no exame físico.[9] Bodurka-Bevers revisou 1.206 casos de câncer do colo do útero e concluiu que a citologia tradicional não foi capaz de detectar nenhum caso de recorrência assintomática.[10] Rimel avaliou a utilidade da citologia em meio líquido na detecção da recorrência do câncer do colo do útero e demonstrou que 34% das mulheres apresentaram algum tipo de alteração citológica, variando de ASC-US (47%) a alterações sugestivas de neoplasia (4%). Pacientes tratadas com radioterapia apresentaram as maiores taxas de alterações citológicas (14,8%) comparadas com aquelas tratadas com cirurgia isolada (8,7%). Cento e quarenta e sete pacientes apresentaram recorrência, sendo apenas 12 casos detectados isoladamente pela citologia (8,1%).[8] Soisson avaliou 203 pacientes tratadas com histerectomia radical com ou sem radioterapia adjuvante, utilizando protocolo de seguimento com história, exame físico e citologia e observou que quatro pacientes com recorrência apresentaram citologia positiva para malignidade, e em dois casos a citologia foi a única alteração encontrada. Concluiu que foram necessários 2.639 exames de Papanicolau para detecção de apenas dois casos de recorrência.[11] Em mulheres submetidas à radioterapia, os achados citológicos são ainda mais difíceis de serem interpretados. A acurácia é muito baixa, com taxas de detecção variando de 0% a 17%.[6] A radiação causa alterações morfológicas nas células epiteliais neoplásicas e não neoplásicas, bem como nas células estromais. A presença de atipia celular actínica dificulta o diagnóstico de lesões residuais e recorrências, podendo produzir altas taxas de resultados falso-negativos. A subjetividade na interpretação dos resultados também pode colaborar para erros diagnósticos. Até o momento, não há nenhum protocolo estabelecido para diferenciar com precisão as características morfológicas de células benignas sob efeito actínico daquelas relacionadas à recorrência.[12] A persistência do HPV de alto risco parece ser um fator associado à recorrência. Miao concluiu que a persistência do HPV de alto risco após o tratamento oncológico é um fator de risco para recorrência.[13] Porém, até o momento, a utilização do teste de HPV não apresenta resultados consistentes para seu uso rotineiro, sendo ainda necessários estudos prospectivos para validar a especificidade, valor preditivo negativo e custo-efetividade como uma estratégia no seguimento pós terapêutico.[14,15] Em uma análise de custos sobre a utilização da colposcopia para avaliação de anormalidades citológicas após o tratamento do câncer do colo do útero, foi observado que sua utilização diante de citologias evidenciando lesão de baixo grau ou alterações menos graves não foi efetiva na detecção de recorrência.[16] A SGO (Society of Gynecologic Oncology) sugere que a colposcopia não deve ser realizada se a citologia demonstrar alterações menores do que alto grau.[17] Uma diminuição nas citologias e colposcopias desnecessárias pode ser uma oportunidade para cortes de gastos importantes, mantendo ainda a qualidade dos cuidados nestas pacientes. Apesar de evidências insuficientes para recomendar que a citologia seja utilizada rotineiramente no seguimento oncológico, ela pode auxiliar na detecção de outras doenças do trato genital inferior sob maior risco pela ação do HPV. Independentemente do estadiamento e da forma de tratamento realizada, as baixas taxas de detecção têm ensejado recomendações dos investigadores em eliminar o uso da citologia ou limitar seu uso a uma vez por ano.[17]

Exames radiológicos

A suspeita de recorrências pélvicas ou vaginais têm sido radiologicamente descritas como nódulos sólidos e vascularizados ao Doppler colorido. Maior escore de cor, menor índice de resistência e maior velocidade sistólica de pico nos vasos do tumor foram encontrados em lesões malignas em comparação com lesões benignas. Linfonodos sugestivos de comprometimento neoplásico têm forma arredondada, são hipoecogênicos e apresentam perda de sinal do hilo; necrose, calcificação ou infiltração parcial do linfonodo podem produzir um padrão heterogêneo identificado na ultrassonografia. Também pode ocorrer um padrão de infiltração extracapsular, com margens irregulares e crescimento infiltrativo difuso sobre vasos e tecidos adjacentes. As taxas de detecção de recorrência pela ultrassonografia (US) e tomografia computadorizada (TC) são baixas, com pouca capacidade na diferenciação entre tecido tumoral viável e fibrose actínica, apresentando limitações em sua utilização no seguimento oncológico como exames de rotina. No entanto, esses exames possam ser indicados com base nos sintomas da paciente ou nos achados do exame físico, com seu uso devendo ser individualizado.[18] Para avaliação da recorrência local, a ressonância nuclear magnética (RNM) é considerada o melhor exame para avaliação de uma área apresentando distorção anatômica e fibrose cirúrgica ou actínica. A utilização de exames seriados pode ser fundamental na diferenciação entre fibrose e tecido tumoral.[19] A tomografia computadorizada com emissão de pósitrons (PET-CT) tem sensibilidade, especificidade e acurácia de 92%, 92,6% e 92,3%, respectivamente, na detecção de recorrência local. Além disso, é o método de escolha para detecção de metástases para linfonodos para-aórticos e pélvicos, disseminação peritoneal e pulmonar.[20] Como uma ferramenta de vigilância, o PET-CT pode detectar doença recorrente assintomática passível de terapia adicional com intenção curativa, com taxas de sobrevida global entre 59 e 86%.[21] Como as recorrências localizadas podem ser passíveis de radiação adicional ou exenteração, essa modalidade diagnóstica pode apresentar um benefício potencial. Porém, modelos de análise de custo mostraram resultados conflitantes, dependendo de quais intervenções foram realizadas após um achado positivo no PET-CT.[22,23] A radiografia de tórax apresenta taxas de detecção de recorrência que variam de 20 a 47%.[6] Embora alguns poucos estudos tenham demonstrado benefício no tratamento da recidiva pulmonar isolada, existem poucas evidências para a utilização da radiografia de tórax como rotina no seguimento oncológico e o exame pode ser omitido.[29]

Marcadores tumorais

Ainda não existem biomarcadores validados para o diagnóstico, prognóstico e acompanhamento de pacientes acometidas por câncer do colo uterino. O aumento dos níveis séricos de antígeno de carcinoma espinocelular (SCC-Ag) tem sido observado na maioria dos carcinomas de células escamosas cervicais. O SCC-Ag é normalmente expresso por camadas basais e parabasais do epitélio escamoso normal, mas encontra-se superexpresso em epitélios de tecido neoplásico, incluindo o câncer do colo de útero.[25] Porém, a relevância clínica do SCC-Ag no manejo do câncer do colo uterino ainda é bastante controversa. Segundo alguns autores, a avaliação desse marcador durante o seguimento não aumenta as taxas detecção precoce da recorrência. O CYFRA21-1, um fragmento da citoqueratina-19, é expresso no epitélio sadio e nos carcinomas do colo uterino. Até o momento, vários estudos investigaram a acurácia diagnóstica desse marcador para o câncer do colo de útero, porém os resultados têm sido controversos. Suzuki demonstrou uma correlação entre altos níveis de CYFRA21-1 e o estágio ou recorrência da doença, sugerindo o uso desse biomarcador para monitorização do câncer do colo uterino.[26] Entretanto, Gaarenstroom relatou que, apesar de os níveis aumentados de CYFRA21-1 estarem relacionados com a carga tumoral, eles são pouco confiáveis para identificar pacientes com provável metástase nodal ou acometimento parametrial.[25] Em resumo, SCC-Ag, CEA e CYFRA21-1 não são considerados marcadores adequados para seguimento oncológico do câncer do colo de uterino.

Seguimento pós-traquelectomia

A ampliação dos programas de *screening*, o aumento no número de casos de câncer do colo do útero em mulheres jovens e o atraso na idade da primeira gestação têm feito com que a cirurgia para preservação da fertilidade seja cada vez mais comum. O seguimento oncológico após a traquelectomia radical pode se apresentar de forma mais complicada, representando um verdadeiro desafio para o médico assistente. A ausência ou modificação anatômica do canal endocervical não permite a adequada avaliação do real *status* oncológico dessas pacientes. Após a traquelectomia radical, cerca de 18% das citologias podem estar alteradas na ausência de recorrência. Além disso, a ausência de células glandulares pode ser interpretada como erro de coleta ou armazenamento, gerando resultados inconclusivos. Os estudos avaliando o seguimento oncológico após a traquelectomia radical sugerem que o resultado da citologia parece não apresentar impacto sobre a conduta ou afetar o prognóstico final e a necessidade de sua realização ainda é controversa.[27] É sugerido que a estratégia de *follow-up* deva ser realizada de acordo com o tipo de tratamento (traquelectomia radical, traquelectomia simples, conização) e com os fatores de risco (tamanho do tumor, invasão linfo vascular, profundidade de invasão).[28] Para pacientes de baixo risco (estágio IA2, IB1, ausência de invasão linfovascular, margem endocervical adequada), o seguimento deve incluir exame clínico, citologia, teste de HPV e colposcopia a cada 3 meses durante os dois primeiros anos, e semestral após o terceiro ano. É sugerida a realização de RNM ou TC anualmente para a avaliação de linfonodos pélvicos. Para pacientes de alto risco (estágio IA2, IB1 com invasão linfovascular, margem endocervical exígua e tumores de 2 a 4 cm) é sugerida RNM ou PET/TC a cada 6 meses durante 5 anos.[18]

Qualidade de vida

As consultas de seguimento oncológico são uma excelente oportunidade para também orientar as pacientes sobre melhorias na qualidade de vida, por meio de suporte psicossocial, nutricional e mudanças em hábitos de vida. Cerca de 25 a 40% dos sobreviventes do câncer apresentam altos índices de ansiedade em razão do medo de recorrência da doença, necessitando de algum tipo de assistência profissional. Beesley demonstrou que mais de 40% das pacientes com câncer ginecológico têm necessidades psicossociais não abordadas adequadamente durante as consultas de seguimento. A integração do suporte psicossocial é altamente recomendável durante o seguimento destas pacientes. Diversos estudos já demonstraram que um suporte nutricional adequado é parte fundamental no arsenal terapêutico oncológico e a manutenção da rotina nutricional parece trazer excelentes resultados para pacientes sobreviventes do câncer, auxiliando na melhora de alguns sintomas relacionados ao tratamento e prevenindo outras doenças. A realização de atividades físicas periódicas tem impacto no sistema imunológico, melhora os sintomas decorrentes do tratamento e auxilia na prevenção de diversas doenças, devendo ser estimulada naquelas pacientes sobreviventes do câncer.

Periodicidade do seguimento

As diretrizes do NCCN e do SGO recomendam história e exame físico a cada 3 meses nos primeiros 2 anos e a cada 6 meses até o quinto ano para as pacientes de alto risco (linfonodos pélvicos positivos, margem cirúrgica e/ou paramétrio comprometido). Para pacientes de baixo risco, é sugerido seguimento semestral nos primeiros 2 anos e anualmente durante 3 anos. A citologia vaginal pode ser realizada anualmente e exames de imagem apenas se houver suspeita de recidiva.[29] A European Society of Gynaecological Society (ESGO) recomenda individualização de cada caso, levando em consideração os fatores prognósticos, o tratamento realizado, o risco de recorrência e efeitos adversos apresentados. Recomendam intervalo de consultas a cada 3 a 4 meses nos primeiros 2 anos, e a cada 6 a 12 meses durante 3 anos. A citologia não deve ser realizada e exames de imagem apenas se houver suspeita de recidiva ou morbidade relacionada ao tratamento.[30]

Conclusão

Até o momento, não existe um protocolo padronizado de *follow up* para pacientes tratadas por câncer do colo do útero. As recomendações quanto ao intervalo de acompanhamento variam entre os estudos, porém há uma crescente tendência em valorizar os sinais e sintomas apresentados pela paciente e a realização do exame físico e ginecológico completo a cada consulta. Testes como citologia da cúpula vaginal (ou do colo residual) e exames radiológicos devem ser solicitados apenas em caso de suspeita de recorrência ou efeitos colaterais relacionados ao tratamento, ou de acordo com o protocolo de cada instituição. Há, portanto, uma enorme necessidade de estudos prospectivos que comparem a eficácia de diferentes protocolos de seguimento e analisem questões como impacto na sobrevida, qualidade de vida e custos. Acreditamos que orientar às pacientes sobre possíveis sintomas relacionados à recorrência ou aos efeitos adversos do tratamento, e a adoção de uma política institucional que permita o livre acesso às consultas possa ser um modelo de acompanhamento eficaz no seguimento pós-terapêutico do câncer do colo uterino.

Referências bibliográficas

1. Miller KD, Siegel RL, Lin CC, et al. Cancer treatment and survivorship statistics, 2016, CA Cancer J. Clin. 66 (2016) 271-289.

2. Berek & Hackers's, Gynecologic Oncology, 5. ed. p. 376, table 9.12.

3. Zanagnolo V, Minig L, Gadducci A, et al. Surveillance procedures for patients with cervical carcinoma: a review of the literature. Int J Gynecol Cancer. 2009;19:194Y201.

4. Zola P, Fuso L, Mazzola S, et al. Could follow-up different modalities play a role in asymptomatic cervical cancer relapses diagnosis? An Italian multicenter retrospective analysis. Gynecol Oncol. 2007;107(1 suppl 1):S150YS154.

5. Hillesheim I, Limone GA, Klimann L, et al. cervical cancer posttreatment follow-up critical analsis. Int J Gynecol Cancer 2017;27: 1747Y1752.

6. Elit L, Fyles AW, Oliver TK, et al. Follow-up for women after treatment for cervical cancer. Curr. Oncol. 17 (2010) 65-69.

7. Orr JM, Barnett JC, Leath CA, et al. Incidence of subsequent abnormal cytology in cervical cancer patients completing five-years of post treatment surveillance with out evidence of recurrence. Gynecol. Oncol. 122 (3) (2011) 501-504.

8. Rimel BJ, Ferda A, Erwin J, et al., Cervicovaginal cytology in the detection of recurrence after cervical cancer treatment. Obstet. Gynecol. 118 (3) (2011) 548-553.

9. Larson DM, Copeland LJ, Malone JM, et al. Diagnosis of recurrent cervical carcinoma after radical hysterectomy. Obstet Gynecol 1988; 71:6-9.

10. Bodurka-Bevers D, Morris M, Eifel PJ, et al. Posttherapy surveillance of women with cervical cancer: an outcomes analysis. Gynecol Oncol. 2000 Aug;78(2):187-93.

11. Soisson AP, Geszler G, Soper JT, et al. A Comparison of symptomatology, physical examination, and vaginal cytology in the detection of recurrent cervical carcinoma after radical hysterectomy. Obstet Gynecol 1990; 76:106-9.

12. Padilha CML, Araújo-Junior MLC, Souza SAL, et al. Cytopathologic evaluation of patients submitted to radiotherapy for uterine cervix cancer rev. Assoc Med BrAs 2017; 63(4):379-385.

13. Miao CY, Austin RM, Lin J, et al. The role of high-risk human papilloma virus testing in the surveillance of cervical cancer after treatment. Arch Pathol Lab Med. Vol 139, November 2015.

14. Song YJ, Kim JY, Lee SK, et al. Persistent human papilloma virus DNA is associated with local recurrence after radiotherapy of uterine cervical cancer. Int J Cancer 2010 Nov 9.

15. Yu MC, Austin RM, Lin J, et al. The role of high-risk human papilloma virus testin in the surveillance of cervical cancer after treatment. Arch. Pathol. Lab. Med. 139(11) (2015) 437-1440.

16. Tergas AI, Havrilesky LJ, Fader AN, et al. Cost analysis of colposcopy for abnormal cytology in post-treatment surveillance for cervical cancer. Gynecol. Oncol. 130 (3) (2013) 421-425.

17. Rimel BJ, Burke WM, Higgins RV, et al. Improving quality and decreasing cost in gynecologic oncology care. Society of Gynecologic Oncology recommendations for clinical practice, Gynecol. Oncol. 137 (2) (2015) 280-284.

18. Zola P, Macchi P, Cibula D, Colombo N, et al. Follow-up in gynecological malignancies a state of art. (2015;25: 1151Y1164) Int J Gynecol Cancer.

19. Wang JZ, Mayr NA, Zhang D, et al. Sequential magnetic resonance imaging of cervical cancer: the predictive value of absolute tumor volume and regression ratio measured before, during, and after radiation therapy. Cancer. 2010;116:5093Y5101.

20. Kitajima K, Murakami K, Yamasaki E, et al. Performance of FDG-PET/CT for diagnosis of recurrent uterine cervical cancer. Eur Radiol. 2008;18:2040Y2047.

21. Brooks RA, Rader JS, Dehdashti F, et al. Surveillance FDG-PET detection of asymptomatic recurrences in patients with cervical cancer, Gynecol. Oncol. 112 (2009) 104-109.

22. Auguste P, Barton P, Meads C, et al. Evaluating PET-CT in routine surveillance and follow-up after treatment for cervical cancer: a cost-effectiveness analysis, BJOG 121 (4) (2014) 464-476.

23. Phippen NT, Havrilesky LJ, Barnet JC, et al. Does routine posttreatment PET/CT add value to the care of women with locally advanced cervical cancer? Int. J. Gynecol. Cancer 26 (5) (2016) 944-950.

24. Salani R, Backes FJ, Fung MF, et al. Posttreatment surveillance and diagnosis of recurrence in women with gynecologic malignancies: Society of Gynecologic Oncology recommendations. Am. J. Obstet. Gynecol. 204 (6) (2011) 466-478.

25. Gaarenstroom KN, Kenter GG, Bonfrer JM, et al. Can initial serum cyfra 21-1, SCC antigen, and TPA levels in squamous cell cervical cancer predict lymph node metastases or prognosis? Gynecol Oncol. 2000 Apr;77(1):164-70.

26. Suzuki Y, Nakano T, Ohno T, et al. Serum CYFRA 21-1 in cervical cancer patients treated with radiation therapy. J Cancer Res Clin Oncol, 126, 332-6.

27. Brown AJ, Shah JS, Fleming ND, et al. Role of cervical cytology in surveillance after radical trachelectomy for cervical cancer, Gynecol. Oncol. 142 (2) (2016) 283-285.

28. Plante M. Evolution in fertility-preserving options for early-stage cervical cancer: radical trachelectomy, simple trachelectomy, neoadjuvant chemotherapy. Int J Gynecol Cancer. 2013;23:982Y989.

29. Salani R, Khanna N, Frimer M, et al. An update on post-treatment surveillance and diagnosis of recurrence in women with gynecologic malignancies. Society of Gynecologic Oncology (SGO) recommendations. July 2017, volume 146, Issue 1, pages 3-10.

30. Cibula D, Pötter R, Planchamp F, et al. The European Society of Gynaecological Oncology/European Society for Radiotherapy and Oncology/European Society of Pathology Guidelines for the Management of Patients with Cervical Cancer. International Journal of Gynecological Cancer & Volume 28, Number 4, May 2018.

Índice Remissivo

H

Histerectomia
  adjuvante
    após quimioterapia e
      radioterapia em pacientes
      com tumores do colo do
      útero avançado, 73
    na presença de doença residual
      após o tratamento-padrão
      com QT/RT, 74
  de resgate, 91
  pós-RT, 74
  radical associada à
    linfadenectomia, 120
  radical modificada, 119
  total, 119
Histeroscopia, 13
HPV, vacinação contra, 3

I

Ifosfamida, 58, 135
Imunoistoquímica, 41
Imunoterapia, 138
  associada a inibidor de tirosina
    quinase antiangiogênico, 146
Indocianina verde, 43
Indocyanine green, 158
Infecção
  do oco pélvico, 93
  pelo HPV, 133
Inibidor(es)
  de angiogênese, 135
  de angiogênese pazopanibe, 137
  de EGFR, PI3K/AKT/mTOR e
    MAPK/ERK, 144
  de PARP, 147

de tirosina quinase
  antiangiogênico, imunoterapia
  associada a, 146
  de Wee1, 147
EGFR em câncer do colo do útero,
  estudos de fase II e III de, **145**
  sunitinibe, 137
Invasão
  angiolinfática, 24
  do espaço linfovascular, 30
  estromal, 24
Investigação linfonodal, 31
Irinotecano, 135
Isofosfamida, 158

L

Laceração vaginal, 129
LEEP (*loop electrosurgical excision
  procedure*), 30
Lesão ureteral, 91
Less for more, 21
Linfadenectomia
  pélvica, 119
  retroperitoneal estadiadora no
    câncer do colo do útero, 65
Linfonodo(s)
  para-aórticos, 14, 124
  sentinela
    do câncer do colo útero,
      algoritmo para o uso do, 46
    em neoplasia de colo uterino,
      31
    no câncer do colo do útero, 41
    técnica para pesquisa do, 43
    uso no tratamento do câncer
      do colo do útero, 46

IMPRESSÃO:

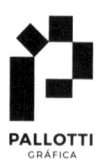

PALLOTTI
GRÁFICA

Santa Maria - RS | Fone: (55) 3220.4500
www.graficapallotti.com.br